Angst bewältigen

Angst bewältigen

Sigrun Schmidt-Traub

Selbsthilfe bei Panik und Agoraphobie

7., vollständig überarbeitete Auflage

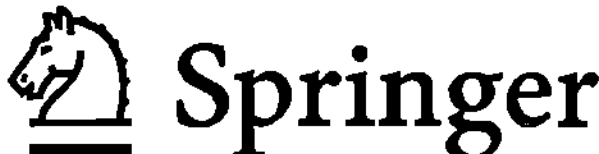 Springer

Sigrun Schmidt-Traub
Berlin, Deutschland

ISBN 978-3-662-61121-0   ISBN 978-3-662-61122-7   (eBook)
https://doi.org/10.1007/978-3-662-61122-7

Die Deutsche Nationalbibliothek verzeichnet diese Publikation in der Deutschen Nationalbibliografie; detaillierte bibliografische Daten sind im Internet über ▶ http://dnb.d-nb.de abrufbar.

Fotonachweis Umschlag: © [M] spuno/stock.adobe.com

Planung: Monika Radecki
Springer ist ein Imprint der eingetragenen Gesellschaft Springer-Verlag GmbH, DE und ist ein Teil von Springer Nature.
Die Anschrift der Gesellschaft ist: Heidelberger Platz 3, 14197 Berlin, Germany

Für Maika, Diana, Hajo, Guido und Henner

Vorwort

Angst ist ein lebenswichtiges Gefühl und rüttelt den Menschen wach. Sie zeigt Gefahren auf und trimmt auf Höchstleistung, damit bei Gefahr geflüchtet oder gekämpft werden kann. Panische Angstzustände *ohne* erkennbare Gefahrenquelle, ebenso wie Befürchtungen, weitere Angstanfälle zu bekommen (Panikstörung), sind hingegen völlig unbedeutend fürs Überleben und nur quälend. Diese Ängste gehen mit unangenehmer Anspannung und körperlichen Missempfindungen einher, verschleißen Energien und treiben ängstliche Personen dazu, immer mehr Angstsituationen zu vermeiden (Agoraphobie).

Panische und phobische Ängste sind stark verbreitet. Etwa 14 bis 15 % der Bevölkerung haben eine oder mehrere Angststörungen, wie aus einer großen, europäischen epidemiologischen Studie hervorgeht. Etwa 1,5 bis 2,5 % der Bevölkerung leiden irgendwann im Leben an Panikstörung und gut 5 % an Agoraphobie. Nur ein Viertel bis ein Drittel kommen in Behandlung – mehr Frauen als Männer.

Panische und phobische Ängste gehören zu den häufigsten psychischen Störungen bei Frauen. Einige müssen ihren Beruf aufgeben, weil sie derart beeinträchtigt sind, dass sie nicht mehr ohne Begleitung das Haus verlassen können. Bei Männern sind Angststörungen die zweithäufigste Störung nach den Suchterkrankungen.

Personen mit panischen und phobischen Ängsten richten ihre Aufmerksamkeit auf körperliche Missempfindungen und beobachten sie mit großer Besorgnis. Heftige körperliche Symptome wie Herzrasen, Atemnot oder Schwindel, die ganz verschiedenartige Ursachen haben können, bewerten sie als Alarmzeichen und fühlen sich davon bedroht. Infolge dieser Fehlinterpretation treffen sie Schutzvorkehrungen. Tatsächlich erreichen sie aber damit genau das Gegenteil: Ihr Sicherheitsgefühl nimmt ab und ihre Angstbereitschaft zu. Warum das so ist, wird in diesem Buch erklärt.

Manche versuchen, sich gegen panikartige Angst zu schützen, indem sie immer wieder zum Arzt gehen, beruhigende Medikamente einnehmen oder zu Alkohol und Drogen greifen. Diese Stoffe entspannen stets verlässlich. Heilen können sie aber nicht. Stattdessen schaffen diese Substanzen *zusätzliche* Probleme. Nach Absetzen kehrt die Angst meistens wieder.

Langfristig nehmen unbehandelte Angststörungen einen schlechteren Verlauf und können zu Depressionen führen. Deshalb sollten panikartige und agoraphobische Ängste unbedingt behandelt werden. Laut epidemiologischen Untersuchungen erhalten aber nur etwa 10 % der Angstpatienten eine angemessene Behandlung nach modernen wissenschaftlichen Erkenntnissen.

Therapie der Wahl für die Behandlung von Panikstörung und Agoraphobie ist nach internationalem Einvernehmen die *kognitive Verhaltenstherapie*. In diesem Buch werden verhaltenstherapeutische Vorgehensweisen vorgestellt. Lernpsychologie, kognitive Psychologie und Verhaltenstherapie bilden die theoretischen Grundlagen. Mithilfe einer sorgfältig durchgeführten kognitiven Verhaltenstherapie können mehr als 80 % der Panik- und Agoraphobiepatienten ihre Angst bewältigen, darunter auch ältere Menschen.

Das vorliegende Buch eignet sich zur Vorbereitung auf eine Verhaltenstherapie und ist vor allem für diejenigen geschrieben, die lieber in Selbsthilfe arbeiten.

Hinter der panischen und phobischen Angst steht meist die Befürchtung von Kontrollverlust über den Körper oder die mentalen Prozesse. Sobald Paniksymptome auftreten – wie Schwindel, Druck auf der Brust, Herzrasen – oder ängstliche Personen eine Angstsituation aufsuchen müssen (Supermarkt, Fahrstuhl, Kino), befürchten sie das Schlimmste. Dasselbe kann ihnen auch passieren, wenn sie sich die Angstsituation oder das Gefühl der Angst nur vorstellen.

Dieses Selbsthilfebuch hilft Ihnen, Ihre panischen und phobischen Ängste diagnostisch genauer einzuschätzen und in Selbsthilfe anzugehen. Nach der Einleitung (► Kap. 1) enthält ► Kap. 2 allgemeine *Informationen über das Störungsmodell der Angst* und Erklärungen für die Entstehung von Panik und Agoraphobie. In den ► Kap. 3 und 4 finden Sie *praktische kognitiv-verhaltenstherapeutische Hinweise zur Selbstbehandlung.*

Bei den vielen Angst- und Panikpatienten, die den mühsamen Weg des Angstabbaus gegangen sind und ihre Erfahrungen mit mir geteilt haben, möchte ich mich ebenso bedanken wie bei meinen jungen, neugierigen und erfahreneren Kollegen, die es genauer wissen wollten, kritisch mit mir über Panik und Agoraphobie diskutiert und viele Fragen gestellt haben.

Besonders danke ich meiner Lektorin Monika Radecki für die professionelle und stets ermutigende Begleitung des Buches und der Projektmanagerin Hiltrud Wilbertz für ihre Geduld bei meiner ausufernden Überarbeitung der Neuauflage.

Ich würde mich freuen, wenn dieses Buch viele Menschen mit panischen Ängsten und ihre Angehörigen erreicht. Hoffentlich gelingt es Ihnen, Ihre Angstzustände erfolgreich zu bewältigen und sich von der Plage Angst zu befreien. Ich wünsche Ihnen ein tatkräftiges und mutiges Vorgehen. Halten Sie durch.

Aus Gründen der besseren Lesbarkeit und Verständlichkeit der Texte wird das generische Maskulinum als geschlechtsneutrale Form verwendet.

Sigrun Schmidt-Traub
Berlin
im Sommer 2020

Inhaltsverzeichnis

Über die Autorin

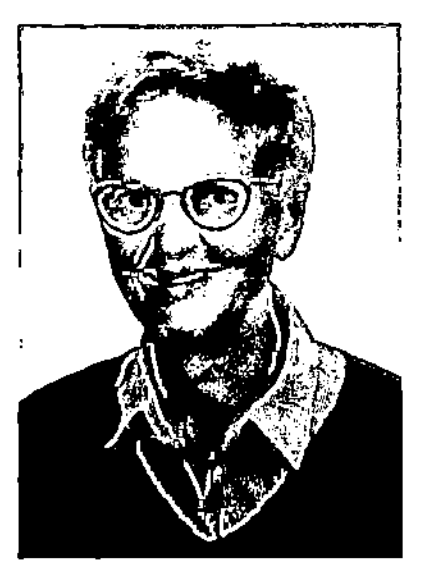

Dr. Sigrun Schmidt-Traub

Diplom-Psychologin und -Soziologin, Verhaltenstherapeutin für Kinder, Jugendliche und Erwachsene mit über 30-jähriger ambulanter Erfahrung in eigener Praxis. Heute tätig in der Ausbildung von angehenden Verhaltenstherapeuten als Dozentin und Supervisorin. Verfasserin von zahlreichen Selbsthilfe- und Lehrbüchern zum Thema Angststörungen.

Salzbrunner Str. 25
14193 Berlin
E-Mail: schmidt-traub@t-online.de

Einleitung

© Springer-Verlag GmbH Deutschland, ein Teil von Springer Nature 2020
S. Schmidt-Traub, *Angst bewältigen*, https://doi.org/10.1007/978-3-662-61122-7_1

1

Was sind Panikattacken? Kennen Sie vielleicht „Anfälle" oder „Zustände" wie die folgenden?

Panik

Fallbeispiel

„Ein Schwall kommt von unten nach oben, ganz langsam. Mir ist, als würde das Blut aus dem Kopf weichen. Ich bekomme Atemnot, Beklemmungsgefühle, Schwindel, Kribbeln in den Händen, Herzrasen mit einem Puls von 130/140. Ich meine, mir springt das Herz heraus; ich habe so einen großen Druck auf der Brust. Die Hände zittern, ich schwitze heftig unter den Achseln. Ich habe Angst, die Kontrolle über mich zu verlieren, und das schreckliche Gefühl, dass mir der Herztod droht".

Angst vor Herztod

Arno, 42 Jahre alt, von Beruf Servicetechniker, bekam vor 2 Jahren beim Tennisspielen den ersten Anfall „aus heiterem Himmel". Er hatte gerade einen Krankenhausaufenthalt hinter sich infolge einer Thrombose am Bein (Verschluss eines Blutgefäßes durch Blutgerinnsel). Seither leidet er an spontan hochschießenden Panikzuständen und an Angst vor Herzinfarkt. Tennis spielt er nicht mehr. Aus Sorge um seine Gesundheit fühlt er häufig den Puls und misst den Blutdruck. Außerdem nimmt er Betablocker zur Beruhigung der Herz-Kreislauf-Tätigkeit. Die körperlichen Beschwerden haben sich mit der Zeit ein wenig ausgeweitet: Inzwischen klagt er noch über Kälteschauer, starke Anspannung und Herzschmerzen, die manchmal bis in den linken Arm reichen. In Gegenwart von Kollegen befürchtet er weitere „Anfälle" und entwickelt dabei starken Achselschweiß. Seine Erregungszustände bezeichnet er als „Achselhöhlenangst". Weil er sich gesundheitlich bedroht fühlt, sucht er immer wieder Herzspezialisten auf, die weder im Belastungs-EKG noch im 24-h-EKG etwas Auffälliges finden. Endlich schickt ihn eine Internistin mit Verdacht auf Panikstörung zur Verhaltenstherapie.

Angst vor Ersticken

Fallbeispiel

Es begann beim Autofahren mit Brennen auf der Haut, Atemnot, Unruhe, Schwindel, Herzrasen, Zittern an Händen und Beinen, Schwitzen, Hitzegefühl, Kälteschauer und Übelkeit. „Mir war, als gehörten meine Hände nicht mehr zu mir. Ich spürte Kribbeln und Taubheit am ganzen Körper. Ich konnte nichts mehr sehen und fuhr an den Straßenrand. Ich bekam nur mühsam Luft und hatte fürchterliche Angst, zu ersticken".

Angst beim Autofahren

Nicole, eine 21-jährige Arzthelferin, erlebte den ersten Panikanfall vor einem halben Jahr beim Autofahren: Sie sah nichts mehr und ihr blieb die Luft weg. Das erschreckte sie sehr. Der Augenarzt, den sie noch am selben Tag aufsuchte, fand keine organischen Störungen und meinte, die vorübergehenden

Sehbeschwerden könnten „kreislaufbedingt" sein. Seither meidet sie das Alleinsein und fährt auch nicht mehr selber, sondern nur noch als Beifahrerin. Außerdem beobachtet sie ihre körperlichen Empfindungen mit immer größerem Argwohn.

Fallbeispiel

Auf dem Bahnhof fing es an: „Ich dachte, der Bahnsteig fährt weg. Es war wie ein Schub: Ich bekam eiskalte Hände und Füße, ein Krallengefühl im Nacken, Benommenheit, Schwindel, Übelkeit, Zittern und Beben. Der Bauch war nass geschwitzt. Ich musste sofort zur Toilette rennen und dachte, oh je, du bist ja schon mal umgefallen (als Kind). Ich hatte auch noch Druck auf den Ohren und starke Muskelverspannungen im Nacken".

Julia, 25 Jahre, Einzelhandelskauffrau, meidet seit „diesem Schub" vor 3 Jahren immer mehr Situationen aus Angst vor Ohnmacht, obwohl bei ihr eine vierwöchige gründliche Untersuchung auf der inneren Abteilung eines Allgemeinkrankenhauses keinerlei krankhaften Befund ergab. Dort wurde ihr lediglich die nichtssagende Allerweltsdiagnose „Neurasthenie" (das frühere Wort für Nervenschwäche und Reizbarkeit) gegeben und eine „labile Persönlichkeit" bescheinigt, worüber sie sich sehr geärgert hat. Nach einem Jahr konnte sie nicht mehr regelmäßig arbeiten gehen, ist seit über einem Jahr krankgeschrieben und verlässt das Haus nicht mehr alleine aus Angst, zu kollabieren. Das deprimiert sie sehr.

> Angst vor Ohnmacht

Fallbeispiel

„Seit 4 Jahren bekomme ich täglich Schwindelanfälle mit wackeligen Beinen und Herzrasen. Es kriecht in mir hoch, ich zittere, bin unsicher, schwitze teilweise, bekomme einen trockenen Mund und ein leichtes Erstickungsgefühl, höre einen Piepton im Ohr, habe Schmerzen in der Brust und das entsetzliche Gefühl, mich nicht bewegen zu können. Dann kommt die Angst, dass ich gleich umkippe, und ich meine, mich nicht mehr beherrschen zu können. Ich glaube dann, über zu schnappen, und habe Angst, was die Leute denken. Die Angst ist mein ständiger Begleiter."

> Angst, verrückt zu werden

Hanna, 48 Jahre, hat ein eigenes Damenoberbekleidungsgeschäft und meint, sie müsse immer perfekt aussehen und dürfe sich vor anderen Leuten nicht gehen lassen. Vor Ausbruch des ersten Panikanfalls auf einer Einkaufsmesse hatte sie nur Angst vor Durchfällen und Spritzen. Jetzt belauert sie sich ständig und hat mehr oder weniger Angst vor einem Panikanfall. Trotzdem schleppt sie sich mit großem Kraftaufwand zur Arbeit. Darüber hinaus meidet sie aber „fast alles" – Alleinsein, Reisen, Kinos, Restaurants, Einkaufen in der City und sportliche Betätigung,

1

obwohl sie bis zum Ausbruch der Angststörung immer eine „Sportskanone" war. Sie hält sich inzwischen für leicht erregbar und stecke „voller Frust und Unsicherheit". Mehrere Ärzte haben ihr wiederholt versichert, sie sei gesund. Der Hals-Nasen-Ohren-Arzt meint, die Ohrgeräusche rühren „vom Kreislauf her". Hanna ist in den Wechseljahren.

Häufige Fehlinterpretationen

Kommen Ihnen diese Zustände bekannt vor? Befürchten Sie ebenfalls einen Herztod wie Arno oder umzukippen wie die drei Frauen? Obwohl sie alle unterschiedliche körperlich-physiologische Symptome beim Panikerleben haben, neigen sie zu eklatanten Fehlinterpretationen ihrer körperlichen Symptome und leiden unter der Befürchtung, es könnte ihnen etwas existenziell Bedrohliches zustoßen.

Meideverhalten

Mit den ersten Angstanfällen begann eine Panikstörung mit leichtem (wie bei Arno und Hanna) bis ausgeprägtem Vermeidungsverhalten (wie bei Nicole und Julia). Erst nach Jahren wurden ihre Beschwerden als Angststörung diagnostiziert.

> **Wichtig**
>
> Angstpatienten haben das Vertrauen in ihren Körper verloren. Sie fürchten sich vor bestimmten körperlichen Beschwerden und den damit verbundenen Folgen, die in ihrer Vorstellung katastrophale Ausmaße annehmen: Sie könnten entweder kollabieren, sterben oder verrückt werden. Seit der ersten Panikattacke wollen die meisten keinen weiteren Angstanfall riskieren. Deshalb bemühen sie sich bei Aktivitäten um Sicherheitsverhalten und vermeiden immer mehr.

Belastende Lebensereignisse

Der *erste Angstanfall* wird durch persönlich belastende Lebensereignisse ausgelöst. In den weitaus meisten Fällen hat er eine psychisch erschütternde, „traumatisierende" Wirkung. Im Laufe der Zeit verselbstständigt sich das Angsterleben und beherrscht die Person immer mehr. Sie glaubt nicht mehr daran, dass sie ihr Panikerleben und die Angstsituationen unter Kontrolle bringen kann. Mit der Einschränkung des persönlichen Freiraums nehmen Lebensqualität und Selbstwertgefühl ab. Die unbegründete Angst ist unsinnig und kräftezehrend.

Zum Verständnis von Angst

© Springer-Verlag GmbH Deutschland, ein Teil von Springer Nature 2020
S. Schmidt-Traub, *Angst bewältigen,* https://doi.org/10.1007/978-3-662-61122-7_2

2

2.1 Angst ist lebensnotwendig

Angst ist die Erwartung eines bedrohlichen Ereignisses und geht mit starker Unruhe einher. Stellen wir uns vor, wir sind nachts alleine auf dem Heimweg und meinen, die Person dicht hinter uns will uns überfallen. Im dichten Stadtverkehr schneidet uns jemand besonders waghalsig und nötigt uns, auf die Bremse zu treten. Während eines schweren Gewitters malen wir uns aus, wie das Haus vom Blitz getroffen wird und abbrennt. Jeder kennt solche Ängste. Aber nicht jeder reagiert mit derselben Angststärke. Viele bekommen schon bei der Vorstellung solcher Situationen Herzrasen, Unruhe und ein Kloßgefühl im Hals (► Abschn. 4.1).

Angst – ein wichtiges Warnsignal

Angst ist in wirklich brenzligen Situationen ein außerordentlich nützliches Alarmsignal. Es schärft unsere Sinne und rüstet uns für übermenschliche Leistungen. Angst gehört zu den universellen Grundgefühlen: Der Gesichtsausdruck von Angst und Ekel wird kulturübergreifend – in allen Ländern der Welt – sehr ähnlich interpretiert. Beim Ausdruck der Gefühle Wut, Traurigkeit, Freude oder Scham gibt es Studien zufolge mehr kulturspezifische Einflüsse.

Angst – ein Nervenkitzel

Angst in mildem Ausmaß kann höchst genüsslich und sogar förderlich sein: Ein Krimi versetzt uns in angenehme Angstspannung. Waghalsige, riskante Unternehmen wie das Bungee-Springen oder Wildwasser-Kajakfahren rufen beim einen Angst, beim anderen unbändige Lust hervor. Vereinzelt ufert das Verlangen nach Kitzel, Thrill und Adrenalinstoß sogar in suchtähnliches Verhalten aus.

Angst als Lernmotivation

Leichte Angst vor Versagen ist zudem eine wichtige Leistungsmotivation und sorgt für mehr Ehrgeiz, Konzentration und Anstrengung in Schule, Beruf und Sport. Angst in nicht allzu starker Ausprägung setzt Energien frei, die außergewöhnliche Leistungen ermöglichen. Ängstliche Menschen sind überwiegend bereit, ihr Bestes zu geben und arbeiten strebsamer als nicht ängstliche Personen.

Richtiges Handeln bei akuter Gefahr

> **Definition**
>
> Bei der Alarmreaktion Angst in besonders bedrohlichen Situationen reagieren wir wachsam, konzentriert und zielsicher: Bei starker Angst werden wir blitzartig für Höchstleistung gerüstet und können optimal handeln. Sobald die Gefahr vorbei ist, bekommen wir weiche Knie.

Jeder gesunde Mensch kann darauf vertrauen, dass er bei akuter Gefahr seinen persönlichen Kräften und Fähigkeiten entsprechend handeln kann, so, wie es die Situation erfordert. Das gilt für die Rolle als Lebensretter genauso wie für die Opferrolle während einer Vergewaltigung, für ein Blitzmanöver im Verkehr oder für das beiseite Springen vor einem herunterfallenden Gegenstand. Angst lässt den Körper in unerwarteten Gefahrensituationen schneller reagieren als der Verstand (▶ Abschn. 4.2). Ich bin fest davon überzeugt, dass wir bei akuter Bedrohung und Gefahr ‚instinktsicher' reagieren, denn ich habe dies sehr oft von Opfern gehört und auch persönlich erlebt.

Angstpatienten halten bei *echter* Gefahr ihrer „realen" „oder" „begründeten" Angst ebenso stand wie angstfreie Personen. Eine frühere Angstpatientin von mir hatte so extreme Angst- und Ekelgefühle vor Blut, dass sie unfähig war, rohes Fleisch oder Wurst auf einer Platte anzurichten. Als ihr Mann jedoch bei einem Autounfall eine tiefe Schnittwunde am Kopf erlitt und heftig blutete, war sie in der Lage, rasch und angemessen Erste Hilfe zu leisten. Der Schrecken kam erst danach. Diese Erfahrung hatte wunderbare therapeutische Auswirkungen.

Weil Angst ein lebenswichtiges biologisches, psychologisches und soziales Warnsystem ist, wäre es unvernünftig und sogar gefährlich, Angst zu unterdrücken und ein Leben ohne sie anzustreben.

Demgegenüber sind panische und phobische Ängste übertrieben, qualvoll und beeinträchtigend. Betroffene wollen sie loswerden, denn sie gehen mit chronischem Unbehagen einher. Dennoch kann die Mehrzahl der Menschen mit Angststörungen eigentlich nicht als psychisch krank bezeichnet werden, eher als psychisch gestört, denn sie sind im Allgemeinen lebenstüchtig und nur durch übersteigertes Angsterleben in einigen Lebensbereichen belastet oder eingeschränkt.

Obwohl die Diskriminierung von Menschen mit psychischen Problemen in den letzten Jahrzehnten zurückgegangen ist, können die meisten ängstlichen Männer und ein Teil der Frauen weder begründete noch unbegründete Angst akzeptieren. Sie wollen nicht als Angsthase oder Weichei gelten. Oft sehen sie nicht die Grenze zwischen gesunder und „kranker" Angst, fürchten sich vor Stigmatisierung und halten deshalb mit ihrer Angst hinterm Berg. Von daher wundert es nicht, dass Angststörungen – vor allem bei Männern – unterdiagnostiziert sind und zu wenig therapiert werden.

Angst ist lebenswichtig

2.2 Angst ohne wirkliche Gefahr

2.2.1 Was sind Panikattacken, Panikstörung und Agoraphobie?

„Pan" lässt sich auf den gleichnamigen griechischen Gott zurückführen, der mit lautstarkem und unbändigem Auftreten Menschen in Angst und Schrecken versetzt hat. *Panikattacken*

2

sind plötzlich und meist unvorhersehbar auftretende, zeitlich begrenzte Zustände mit starker Furcht und Unbehagen. Im Grunde genommen ist Panik nichts anderes als eine *falsche Alarmreaktion*. Panikanfälle können bei ganz unterschiedlichen Angststörungen auftreten, z. B. bei Agoraphobie oder sozialer Phobie (vereinzelt auch bei heftigen Trauerreaktionen, Depressionen und anderen psychischen Erkrankungen). Eine Phobie ist die ausgeprägte Angst vor etwas, das in Wirklichkeit ungefährlich ist. Angst ist oft beklemmend und bedrückend. Das Wort „Angst" geht auf den indogermanischen Begriff „anghu" zurück und bedeutet „beengend". Es ist auch mit dem lateinischen Wort „angustia" verwandt, das den Begriffen „Enge, beengt Sein, Bedrängnis" entspricht.

Wir sprechen von einem Panikanfall, sobald vier der in der folgenden Übersicht genannten 13 Symptome innerhalb von 10 min auftreten (Diagnostisches Statistisches Manual der Amerikanischen Psychiatrischen Gesellschaft, DSM-5, 2013).

■ **Paniksymptome**
- Herzklopfen oder Herzrasen
- Schwitzen
- Zittern oder Beben
- Gefühl der Kurzatmigkeit oder Atemnot
- Erstickungsgefühle
- Schmerzen oder Beklemmungsgefühle in der Brust
- Übelkeit oder Magen-Darm-Beschwerden
- Taubheit oder Kribbeln
- Hitzewallungen oder Kälteschauer
- Schwindel, Unsicherheit, Benommenheit oder Angst, einer Ohnmacht nahe zu sein
- Gefühl von Unwirklichkeit oder Sich-losgelöst-Fühlen (Depersonalisation)
- Angst, die Kontrolle zu verlieren oder verrückt zu werden
- Angst zu sterben

Fehlinterpretation von körperlichen Beschwerden

Die meisten Panikbeschwerden sind zwar körperliche Missempfindungen. Eine Leib-Seele-, genauer, eine psycho-neuro-endokrino-immunologische Wechselwirkung ist aber dadurch gegeben, dass die körperlichen Empfindungen höchst sensibel wahrgenommen und fälschlicherweise als Anzeichen für drohende Gefahr gewertet werden (z. B. Ohnmacht oder Tod durch Herzinfarkt). Solche Gedanken und Befürchtungen sind *Fehlinterpretationen der körperlichen Empfindungen*, die dazu führen, dass die Angst hochschnellt (► Abschn. 2.2.4).

Die körperlichen, vor allem physiologischen Symptome der Panik (► Abschn. 4.1) gehen automatisch mit dem Angstgefühl einher (► Abschn. 2.2.3). Angstsymptome kommen in ganz unterschiedlicher Zusammensetzung vor, wie die Beispiele von

Arno, Nicole, Julia und Hanna zeigen. Jeder hat seine persönliche Ausprägung von körperlichen Angstsymptomen. Angstpatienten sind innerlich häufiger angespannt. Z. B. klagen sie manchmal über Kopfschmerzen (Migräne, Druckkopfschmerz oder Trigemino-Kopfschmerzen, das sind meist einseitige Gesichtsnerv-Schmerzen mit Augentränen oder laufender Nase).

Eine Panikattacke kann bis zu einer halben Stunde anhalten, selten länger; die meisten dauern 5–15 min. Länger anhaltende Angstphasen, die häufiger im Zusammenhang mit ständigem Sorgen über Krankheit, Familie, Beruf, die finanzielle Situation etc. auftreten, gibt es bei der Generalisierten Angststörung (▶ Abschn. 2.2.2). Da sie jedoch mit weniger heftigen Symptomen einhergehen wie beim Panikerleben, werden sie gerne als *Angstepisoden* bezeichnet.

Der erste Panikanfall tritt bei etwa einem Drittel der betroffenen Personen an öffentlichen Orten auf, bei einem weiteren Drittel während des Auto-, Bus- oder Zugfahrens und beim letzten Drittel im häuslichen Umfeld. Angstattacken sind nicht immer vorhersehbar. Solche, die unerwartet und spontan wie „aus heiterem Himmel" kommen, sind für die Betroffenen unerklärlich und damit belastender als vorhersehbare Panikzustände, die in bestimmten Angstsituationen auftreten und sich auf konkrete Auslöser (Angstreize) und vermeintliche Hinweise auf Bedrohung (Fehlinterpretationen) zurückführen lassen.

> **Definition**
>
> Eine Panikstörung liegt dann vor, wenn mindestens zweimal spontane, „situationsunabhängige" Panikattacken auftreten, gefolgt von mindestens einem Monat mit anhaltender Besorgnis, einen weiteren Panikanfall zu bekommen („Angst vor der Angst"). Sie gehen mit (oft intensiven) Befürchtungen im Hinblick auf die Begleit- und Folgeerscheinungen solcher Angstattacken einher. Betroffene haben auch „situative" Panikattacken, die entweder immer oder ab und zu in bestimmten Angstsituationen auftreten. Bereits die Vorstellung einer Angstsituation oder körperlicher Missempfindungen kann Erwartungsangst oder gar einen Panikanfall auslösen. Voraussetzung für die Diagnose Panikstörung ist, dass weder eine lebensbedrohliche Situation noch eine medizinische Krankheit oder Substanzeinwirkung, z. B. durch Alkohol, Cannabis oder Koffein (das Stresshormone freisetzt), vorliegt.

Panikpatienten befürchten meist Gefahr für Leib und Seele. Sie haben Angst, ohnmächtig zu werden, an Herzinfarkt oder Ersticken zu sterben und die Kontrolle über den Körper (oder ihren Geisteszustand) zu verlieren. Im Gegensatz zu einem

Spontane und situative Panikattacken

Panikstörung

Keine Hypochondrie

2

Hypochonder, der trotz anders lautender Beteuerungen der Ärzte ständig davon überzeugt ist, eine oder zwei ernsthafte Krankheiten zu haben, mit denen er sich – wie Molières eingebildeter Kranker – immerzu beschäftigt, ist ein Angstpatient nur bei Angsterleben fest davon überzeugt, gesundheitlich (oder mental) gefährdet zu sein. Er kommt wieder zur Vernunft, sobald die Angst vorbei ist oder ein Arzt ihm versichert, dass es keine Gefahr für Leib und Leben gibt. Das hält zumindest bis zum nächsten Panikanfall an. Im entspannten Zustand erkennt ein Panikpatient im Gegensatz zum Hypochonder, dass seine Angst unbegründet ist.

Etwa 30 % der Panikpatienten leiden an einer reinen *Panikstörung*, bei der fast nur spontane, unerwartete Panikattacken aufkommen. Sie vermeiden nichts oder nur ganz wenig. Der größere Teil der Patienten mit *Panikstörung* hat *zusätzlich* noch eine *Agoraphobie* und/oder eine Depression. Ein schleichender Beginn ist bei Panikstörung eher selten. In der Mehrzahl der Fälle beginnt Panikstörung (mit oder ohne Agoraphobie) mit einem heftigen, „traumatisierenden" Angstanfall. Die Befürchtung weiterer Panikattacken (Erwartungsangst oder „Angst vor der Angst") führt zur Vermeidung von Angstsituationen.

> **Definition**
>
> Die Angst vor Situationen, die nicht wirklich gefährlich sind, und das Vermeiden dieser Situationen wird als Agoraphobie bezeichnet. Hauptmerkmal der Agoraphobie ist die Angst, in Situationen zu geraten, in denen Beschwerden wie Schwindel, Unwirklichkeitsgefühle oder Kurzatmigkeit auftreten und zu einem Panikanfall führen, eine Flucht schwierig und Hilfe nicht verfügbar ist. Agoraphobische Ängste werden oft von der Befürchtung begleitet, der Situation alleine, ohne eine Sicherheit vermittelnde Person, ausgeliefert zu sein. Panikstörung wird in den meisten Fällen von Agoraphobie begleitet oder sie folgt mit der Zeit.

Agoraphobie

Phobien werden oft durch konkrete Auslöser getriggert, z. B. durch das Betreten eines Fahrstuhls. Panik bricht dagegen häufig plötzlich wie ein Sommergewitter aus. Nur die auslösenden Reize von panischen und phobischen Angstanfällen unterscheiden sich, die Angstsymptome sind dieselben (vgl. Panikattacke ▶ Abschn. 2.2.1). Tritt nur eine phobische Angst auf, z. B. die Angst vor Hunden, wird *spezifische Phobie* diagnostiziert. Kommen mehr als drei phobische Ängste zusammen (Höhen-, Kaufhaus-, Spinnen- und Fahrstuhlphobie), wird in der Regel Agoraphobie diagnostiziert. Agora ist das altgriechische Wort für Platz, auf dem Menschen öffentlich zusammenkommen.

Agoraphobie meinte ursprünglich „Platzangst", wird heute jedoch in einer sehr viel breiteren Bedeutung verwendet.

> **Definition**
>
> Spezifische Phobien sind übersteigerte, anhaltende und umschriebene Ängste vor
> - einer einzelnen Situation (enge und geschlossene Räume, weite Plätze, Reisen, Alleinsein),
> - Tieren (besonders häufig tritt Angst vor Hunden, Spinnen oder Schlangen auf),
> - Umwelterscheinungen (Gewitter, Wasser, Höhen),
> - Blut, Spritzen, Verletzungen, Ärzten, Krankheiten (Krebs- oder Herzerkrankungen)
> - Ersticken, Erbrechen, lauten Geräuschen, Prüfungen.

Im Prinzip könnten alle möglichen Reize Angst hervorrufen. Vermutlich entwickeln sich bestimmte Ängste jedoch leichter infolge einer biologischen Bereitschaft. Besonders oft werden Supermärkte, Kinos, Konzerte, Theater, Autofahrten ohne Begleitung, öffentliche Verkehrsmittel (einschließlich Flugzeugen), Höhen, Brücken, Tunnel und das Alleinsein zu Hause aus Erwartungsangst gemieden. Manche haben extreme Angst vor Prüfungen oder (Zahn-)Arztbesuchen.

Obwohl viele Panik- und Angstpatienten Angst davor haben, ohnmächtig zu werden, fallen sie bei Angst in der Regel *nicht* in Ohnmacht, denn *Angst schützt als Sympathikusreaktion vor Ohnmacht* – Menschen können eigentlich nur bei extremer Parasympathikusreaktion kollabieren (► Abschn. 2.2.3). Ausnahmen machen (in höchst seltenen Fällen) Blut- und Spritzenphobiker (► Abschn. 2.2.3) oder Menschen, die länger intensiv flach atmen (Hyperventilation, ► Abschn. 2.2.3).

Vermeiden ist das entscheidende Symptom bei Agoraphobie. Vermeiden beendet die Angst zwar sofort, aber nur kurzfristig. Wer aus Angst etwas vermeidet, wie Einkaufen im Supermarkt oder Fahrstuhlfahren, hindert sich daran, die Erfahrung zu machen, dass die Angstsituation in Wirklichkeit nicht gefährlich ist. Die Fehlinterpretation zusammen mit dem Bedrohungsgefühl wird nicht korrigiert.

Langfristig bleibt somit die Angst und Panikbereitschaft (durch das Vermeiden) aufrechterhalten. Häufig kommt es zur Ausweitung *(Generalisierung)* der Angst auf immer mehr Angstinhalte und zu ernsthaften Einschränkungen (z. B. nicht mehr alleine das Haus verlassen können). Nicht selten geht die ängstliche Anspannung mit einem erheblichen Verlust an Lebensqualität sowie mit gereiztem und deprimiertem Verhalten einher.

In seltenen Fällen tritt Agoraphobie auch ohne Panikattacken auf. Möglicherweise war im Entstehungsstadium *ein* besonders

---

Spezifische Phobien

Ohnmacht höchst selten nur bei Blut- und Spritzenphobie

Meiden hilft nicht, sondern verschlimmert Angst

2

heftiger, erschütternder Panikanfall vorgekommen – manchmal ist er in Vergessenheit geraten. In vielen Fällen reicht bereits eine einzige traumatisierende Panikattacke aus, um eine Angststörung mit Beeinträchtigung zu programmieren. Ich erinnere mich an eine Patientin, die 25 Jahre unter Agoraphobie ohne Panikattacken litt. In der Straßenbahn hatte sie damals nur einen einzigen krassen Panikanfall erlebt. Dieser muss eine derart einschneidende Wirkung gehabt haben, dass sie fortan radikal alle öffentlichen Verkehrsmittel vermied. Für den Preis dieser Einschränkung gelang es ihr, weiteren Panikattacken aus dem Weg zu gehen. Sie hatte noch Glück im Unglück: Es kam nicht zu einer Generalisierung der Angst (Ausweitung auf immer mehr ähnliche Situationen).

Agoraphobische Ängste sind oftmals *hartnäckig*. Wir wissen aus der Tierforschung, dass Versuchstiere nach hunderten von Versuchsdurchgängen ohne den gefürchteten Angstreiz noch immer Vermeidungsverhalten zeigen.

Das Ausmaß des Vermeidens ist individuell unterschiedlich: Julia war in ihrer Lebensführung vollkommen behindert, während Arno wie viele Männer vergleichsweise wenig vermied. Er wollte seine Anfälle auch nicht als Angstzustände bezeichnet wissen. (Jungen und Männer geben nicht gerne preis, dass sie Angst haben. Befürchten sie, deswegen für schwach gehalten zu werden?) Dennoch litt er wie Julia unter panischer Angst.

Panische und
agoraphobische Ängste

Zusammenfassung

Panische und agoraphobische Ängste

- sind gewaltige Überreaktionen in angeblich oder vermeintlich, aber nicht wirklich gefährlichen Situationen,
- führen zu folgenden Einschränkungen:
    - Personen mit panischen und phobischen Ängsten wollen sich nicht von sicheren Orten oder beschützenden Personen entfernen
    - und sind in ihrer Bewegungsfreiheit mehr oder weniger eingeschränkt,
- können während des Angsterlebens nicht durch logische, vernünftige Argumente widerlegt werden,
- sind von den Betroffenen schwer zu kontrollieren, weil die eigenen Bewältigungsmöglichkeiten meist unterschätzt werden,
- ziehen infolge völlig überzogener Befürchtungen von negativen Folgen Sicherheitsverhalten nach sich (Begleitung durch andere, Mitführen eines dämpfenden Medikaments, das meistens gar nicht eingenommen wird). Aus diesen Gründen bleiben die Ängste beharrlich bestehen und führen häufiger zu Beeinträchtigung und Depression.

2.2.2 Weitere Angststörungen

Psychische Störungen sind zu einer großen Herausforderung geworden. Die Versorgungslage lässt noch zu wünschen übrig. Das belegt eine große epidemiologische Studie zum Vorkommen von Angststörungen, anderen psychischen Störungen und (wenigen) neurologischen Störungen (wie Demenzen) in der Allgemeinbevölkerung (Wittchen et al. 2011). Befragt wurden Jugendliche, Erwachsene im berufsfähigen Alter und Senioren in allen 27 EU-Ländern sowie in Norwegen, Island und der Schweiz (repräsentativer Querschnitt von 514 Mio. Einwohnern). Entsprechend dieser breit angelegten Studie erkranken in der EU 38,2 % der Bevölkerung innerhalb eines Jahres an psychischen und kognitiven Störungen. Die weitaus *häufigsten* Störungen sind Angststörungen.

14–15 % der europäischen Allgemeinbevölkerung leidet an Angststörungen in behandlungsbedürftigem Ausmaß, 7 % an Schlaflosigkeit, 6,9 % an unipolaren Depressionen (unipolar bedeutet depressive Störungen ohne manische Phasen), 6,3 % an psychosomatischen Erkrankungen und über 4 % an Alkohol- und Drogenabhängigkeit. Viele der Befragten hatten mehrere Angststörungen oder weitere psychische Störungen. Depressive Verstimmungen sind oft die Folge einer Angststörung. Nur ein Drittel der Befragten mit psychischen Problemen erhielten eine Therapie. Diese epidemiologische Studie belegt, dass psychische Störungen allgegenwärtig sind.

In allen Ländern der Welt tragen Mädchen und Frauen ein größeres Risiko für Angststörungen (► Abschn. 2.3.2). Sie sind 2- bis 3-mal häufiger betroffen als Jungen und Männer. Zum Ausbruch von panikartigen und agoraphobischen Ängsten kommt es eher selten in der Kindheit, etwas mehr zu Beginn der Pubertät, am häufigsten jedoch im Erwachsenenalter. Bei Frauen ist das vermehrt zwischen 20 und 25 Jahren und zwischen 40 und 45 Jahren der Fall (beginnende Wechseljahre, Kinder gehen aus dem Haus). Bei Männern treten diese Angststörungen öfter zwischen dem 30. und 40. Lebensjahr auf, vielleicht weil sie durch die Entscheidung für eine dauerhafte Bindung sich in ihrer Autonomie eingeschränkt fühlen. Grundsätzlich können diese Angststörungen aber in jedem Lebensalter – auch im hohen Alter – beginnen.

Gegenwärtig werden in internationaler Übereinstimmung 6 verschiedene Angststörungen diagnostiziert. Vor allem Kinder und Jugendliche, aber auch Erwachsene (DSM-5) leiden häufig unter *Trennungsangst*. Personen mit panischen und phobischen Ängsten sind auf häusliche Sicherheit, die Nähe von Vertrauenspersonen und deren soziale Unterstützung angewiesen. Sie bekommen öfters Angstzustände, sobald eine Trennung bevorsteht. Deshalb verreisen viele von ihnen nicht gerne.

2

- **6 Angststörungen sowie Zwangs- und posttraumatische Belastungsstörung**

Panikstörung (1), Agoraphobie (2) und spezifische Phobie (3) Bei diesen Angststörungen sind Panikanfälle oder phobische Angstzustände und die Angst vor solchen Zuständen das zentrale Problem. Um dem Leser die diagnostische Selbsteinschätzung zu erleichtern, werden weitere Varianten von Angststörungen in Anlehnung an das DSM-5 vorgestellt:

Trennungsangst im Kindes- und Jugendalter

Trennungsangst im Kindes- und Jugendalter (4) Bei ihr handelt es sich um die Sorge und Angst vor einer Trennung von zu Hause („Heimweh") oder von wichtigen Nahestehenden, weil diese verloren gehen oder zu Schaden kommen, z. B. überfallen oder gekidnappt werden könnten. Viele haben Alpträume von Trennungen. Trennungsängstliche Menschen klagen wiederholt über körperliche Beschwerden – Kinder vor allem über Bauch- und Kopfschmerzen – und Beeinträchtigung in der Lebensführung bei Trennung von nahestehenden Personen. Panik- und Agoraphobiepatienten berichten besonders oft von Trennungsangst im Kindesalter.

Soziale Phobie

Soziale Phobie (5) Wegen der Befürchtung von Blamage und Abwertung leiden Menschen mit sozialer Phobie an intensiver, unangemessener und anhaltender Angst vor kritischer Beobachtung und negativer Beurteilung durch andere. Viele scheuen sich vor Gruppen, in denen sie sich vermehrt im Mittelpunkt des Interesses sehen. Nach Möglichkeit vermeiden sie Situationen, in denen sie bloßgestellt werden könnten. So fürchten sich manche davor, in der Öffentlichkeit zu essen oder in Leistungssituationen zu sprechen. Einige fixieren sich auf körperliche Symptome wie Erröten, Zittern der Hände oder Schwitzen und sind davon überzeugt, dass andere ihre Angst daran erkennen und sie deswegen abwerten würden. Weitaus mehr als Personen mit panischer und agoraphobischer Angst beschäftigen sich Sozialphobiker mit der Frage, wie sie auf andere wirken, und schätzen das im Allgemeinen sehr pessimistisch ein.

Leichtere Formen von Scheu und sozialer Angst sind sehr verbreitet: Die meisten Menschen müssen mühsam lernen, angstfrei vor großen Gruppen zu sprechen, alleine auszugehen und Hemmungen im Umgang mit dem anderen Geschlecht abzubauen. Bis zu 7 % der Bevölkerung leiden an sozialer Angst, annähernd die Hälfte davon zusätzlich an Panikattacken. Demnach ist die soziale Phobie – nach der spezifischen Phobie, die bei 9 % der Bevölkerung vorkommt – die zweithäufigste Angststörung, gefolgt von Agoraphobie.

Generalisierte Angststörung (6) Hierbei handelt es sich um eine allgemeine Überängstlichkeit gegenüber *künftigen* Ereignissen und Gefahren (die von anderen Angststörungen nicht abgedeckt werden). Dabei ist die Aufmerksamkeit der Betroffenen auf bedrohliche Entwicklungen und Katastrophen gerichtet. Ähnlich wie Panikstörung ist diese Angststörung situations*un*abhängig. Betroffene machen sich an der Mehrzahl der Tage übertrieben und intensiv *Sorgen* über Gefährdungen in der Zukunft, die sie nicht bewältigen können, wie sie fälschlicherweise annehmen. Zu den häufigsten Sorgenthemen gehören Unglück (das dem Partner oder den Kindern in Beziehungen zustoßen könnte), Unfälle, berufliche und finanzielle Probleme, Krankheiten, Klimawandel, Kriege, Terrorakte usw. Die Sorgen führen zu starker Nervosität und *Anspannung*.

Die generalisierte Angststörung geht im Allgemeinen nicht mit Panikattacken, sondern mit stundenlangen, weniger heftigen Angstepisoden und mindestens drei der folgenden Symptome einher: 1) Ruhelosigkeit, 2) leichte Ermüdbarkeit, 3) Konzentrationsschwierigkeiten, 4) Reizbarkeit, 5) Muskelverspannungen (mitunter bis hin zu starken Schmerzen) und 6) Schlafprobleme. Sie beginnt meist im Erwachsenenalter, kommt in der Regel schleichend daher und wird in über 90 % der Fälle von anderen psychischen Störungen – vor allem Depressionen – begleitet. Betroffen sind etwa 2–2,5 % der Bevölkerung, überwiegend Frauen.

Zwangsstörung und Posttraumatische Belastungsstörung Menschen mit Zwängen und Traumata leiden zwar besonders häufig unter Angst, aber auch unter anderen negativen Emotionen wie Ekel, Schuldgefühle, Traurigkeit oder Aggressionen. Aus diesem Grund sind sie laut DSM-5 nun keine reinen Angststörungen mehr.

Die Hauptmerkmale einer Zwangsstörung sind Zwangsgedanken und Zwangshandlungen. Ihnen liegt die Furcht vor Bedrohung, Schädigung oder Unvollkommenheit zugrunde. Sie kann von außen kommen (z. B. fühlt sich jemand durch das Vorbeigehen an Hundekot beschmutzt) oder von der Person ausgehen (die z. B. befürchtet, jemanden überfahren oder etwas nicht ganz richtig gemacht zu haben). Hauptaufgabe der Zwangshandlungen ist, diese vermeintliche Bedrohungsangst oder andere aversive Gefühle abzuwenden. Durch zwanghaftes Handeln und/oder Denken wird das dahinter stehende Gefühl (Unruhe, Angst, Ekel, Schuldgefühle, Wut, Traurigkeit) verhindert oder neutralisiert. Somit ist Zwangshandeln ein Vermeidungs- oder Sicherheitsverhalten, mit dem unangenehme Gefühle für den Moment beendet werden.

Zwangsgedanken oder *-impulse* (negative Intrusionen) sind nicht lediglich übertriebene Sorgen über Lebensprobleme,

2

sondern wiederkehrende, aufdringliche, höchst bedrohliche Gedanken oder Vorstellungen. Oft haben sie einen gewalttätigen, ekelerregenden oder obszönen Inhalt (z. B. die eigenen Kinder mit einem Messer töten, sich mit dem Speichel von anderen beschmutzen oder sich an Jesus am Kreuz vergehen). Sie stellen für Betroffene eine große Belastung dar, denn sie befürchten, die Beherrschung zu verlieren, unmoralisch zu handeln, Schaden bei anderen oder bei sich selbst anzurichten oder dies nicht verhindern zu können. Dazu kommt es natürlich nicht, denn die Mehrzahl leidet unter einem übersteigertem Verantwortungsgefühl und Schuldgefühlen.

Zwangshandlungen gehen meist aus Zwangsgedanken hervor und sind übertriebene Kontroll-, Ordnungs- oder Sauberkeitshandlungen, die gefürchteten Ereignissen vorbeugen und Gefühle von Bedrohung verringern oder neutralisieren sollen, z. B. Überprüfen von Türen und Fenstern (bei Angst vor Einbrechern), mehrfaches Zudrehen von Wasserhähnen (aus Angst vor Überschwemmung), Herausziehen von Steckern (um einen Hausbrand zu verhindern), Glätten von Bettdecken (um es „ganz richtig" zu machen) oder übertriebenes Händewaschen (um Krankheitserreger zu entfernen). Auch gedankliche Kontrollhandlungen kommen vor (Herdkontrollen) oder zwanghaftes Wiederholen (Zählen, Beten, immer wieder das Gleiche fragen).

Ohne dass es Zwangspatienten bewusst ist, halten die Zwangshandlungen und -gedanken ihre Zwangsstörung aufrecht. Weil sie negativen Gefühlen, die mit ihren Zwangsgedanken einhergehenden, ausweichen, lernen sie nicht, sich an die Angst, den Ekel oder das Unvollkommenheitsgefühl zu gewöhnen. Da Zwänge infolge ihrer bizarren Inhalte häufiger eigenartig und befremdlich erscheinen, werden sie vom Laien oft nicht als Angststörung erkannt. Meistens ist Angst das unangenehme Gefühl, dem mit Zwangshandeln ausgewichen wird.

Bis zu 2 % der Bevölkerung leiden unter Zwängen in behandlungsbedürftigem Ausmaß. Betroffen sind etwa gleich viele Männer wie Frauen; im Kindes- und Jugendalter sind es mehr Jungen als Mädchen.

Posttraumatische Belastungsstörung

Eine posttraumatische Belastungsstörung ist die Folge eines oder mehrerer extremer Erlebnisse, die außerhalb der menschlichen Erfahrung liegen. Traumatische Ereignisse verbunden mit Lebensgefahr für einen selbst oder für andere (Krieg, Vergewaltigung, Vernachlässigung, häusliche Gewalt, Terrorakt, Raubüberfall) rufen bei jedem vorübergehend intensive Angst, Hilflosigkeit und Entsetzen hervor. Bei manchen verheilen die Wunden jedoch nicht. Unbehandelt leiden Betroffene oft ein Leben lang unter den Nachwirkungen eines Traumas. Körperliche Widerstandskräfte können ebenfalls geschwächt werden (psycho-immunologische Anfälligkeit). Die schrecklichen Erlebnisse kehren immer wieder zurück als belastende Erinnerungen mit entsetzlichen Wahrnehmungen, Gedanken, Vorstellungen, Träumen und entsprechenden Gefühlszuständen. Es ist dann oft so, als ob das schreckliche Erlebnis wieder auflebt. Betroffene haben ein erhöhtes Erregungsniveau, Schlafprobleme, Konzentrationsschwierigkeiten und das Empfinden, gefühlsmäßig betäubt zu sein. Sie sind auch oft traurig und gereizt. Einige entwickeln Rachegefühle.

Vermutlich leiden 1–1,5 % der Bevölkerung an PTBS, doppelt so viele sind Frauen. Einer Studie zur psychischen Belastung von Soldaten zufolge leiden sechs- bis zehnmal mehr Soldaten mit Auslandseinsatz (z. B. in Afghanistan) an PTBS als Soldaten, die in Deutschland stationiert sind. PTBS sollte von Psychotherapeuten oder Traumaexperten behandelt werden.

Depressionen Depressionen sind häufig sekundäre oder Folgestörungen bei Ängsten, Zwängen und posttraumatischer Belastungsstörung. Sie gehen einher mit depressiven Verstimmungen, Interessen- und Freudlosigkeit, geringem Antrieb, Selbstwertproblemen, Konzentrationsstörungen, Erschöpfung oder gesteigerter Ermüdbarkeit, Schlafproblemen und Appetitlosigkeit (oder Frustessen). Etwa 75 % der depressiven Patienten in wissenschaftlichen Untersuchungen berichten von mindestens einer Angststörung in der Kindheit. Möglicherweise hat der damalige ängstlich-vermeidende Bewältigungsstil zur Entwicklung von depressiven Symptomen wie sozialem Rückzug und Freudlosigkeit beigetragen. Wird die Angst- oder Zwangsstörung erfolgreich behandelt, legt sich die Depression in der Regel auch wieder von ganz allein.

> **Wichtig**
>
> Bei allen 6 Angststörungen können Panikattacken auftreten. Personen mit panischem, phobischem (oder zwanghaftem) Erleben wissen in angst*freien* Momenten zwar sehr wohl, dass ihre Angst übertrieben und unbegründet ist. Dieses Wissen hilft ihnen aber – zum Leidwesen ihrer Angehörigen und Freunde – nicht, die quälende Angst während des Panikerlebens besser auszuhalten.

Hinweise zur Selbsthilfe in diesem Buch (▶ Kap. 3 und 4) richten sich insbesondere an Menschen mit Panikstörung, Agoraphobie, spezifischer Phobie und Trennungsangst. Für die Behandlung einiger anderer Angststörungen in Selbstorganisation gibt es Literaturhinweise am Ende des Buches.

Panik kann bei allen Angststörungen vorkommen

2.2.3 Die drei Ebenen des Angsterlebens

Weshalb nur, wird oft gefragt, treten beim Angsterleben so viele körperliche Beschwerden auf, obwohl Angst doch ein Gefühl ist? Und warum erschöpfen diese unbegründeten Ängste so sehr, dass man nach einem heftigen Angstanfall spontan 3–4 h schlafen könnte?

Ganz gleich, ob eine echte Bedrohung vorliegt oder nur befürchtet wird, die Angstreaktion ist im Grunde dieselbe. Das Gefühl panikartiger Angst setzt sich aus Reaktionen auf 3 Ebenen zusammen.

- **3 Erlebnisebenen des Angstgefühls**
-- **Ebene 1**

Wichtig

Körperliche Ebene der Angst

Die Ebene der körperlichen und physiologischen Empfindungen (Schwindel, Herzrasen, Druck auf der Brust, Atemnot oder Engegefühl) wird während des Panikerlebens besonders stark wahrgenommen. Bei diesen physiologischen oder vegetativen Symptomen handelt es sich um ungefährliche, vom Erleben her jedoch besonders alarmierende Reaktionen des autonomen oder vegetativen Nervensystems (▶ Abschn. 4.1).

Autonomes Nervensystem

Zum genaueren Verständnis von Panik und Angsterregung sind biologische Hinweise hilfreich. Das Nervensystem lässt sich in zwei Bereiche unterteilen. Der entwicklungsgeschichtlich jüngere Teil des Gehirns, zu dem auch die Großhirnrinde gehört, steuert Denken, Sprechen und alle Handlungen, die wir bewusst vornehmen. Der ältere Teil, das vegetative oder autonome Nervensystem, beeinflusst weitgehend selbstständig, automatisch, d. h. ohne willentliche Kontrolle, die vielfältigen Abläufe der inneren Organe, etwa die Funktion von Magen und Darm, Atmung, Herz und Kreislauf, Haut und Drüsen. Es regelt auch die hormonellen Vorgänge. Das autonome Nervensystem besteht aus dem Sympathikus und dem Parasympathikus. Beide Nervenzweige verbinden Gehirn, innere Organe, Muskeln, Gefäßsystem und Haut. Im Widerstreit miteinander sorgen sie für einen ausgeglichenen Zustand des Körpers zwischen *Anspannung* und *Mobilmachung* (Sympathikus) und *Entspannung* und *Erholung* (Parasympathikus).

Angst ist eine Sympathikusreaktion

Nach einer Schrecksekunde und einem Moment des Luftholens und Kräftesammelns wird bei beginnender Panik – wie bei einer Stressreaktion –der sympathische Teil des autonomen

Nervensystems aktiviert und eine *Alarmreaktion* in Gang gesetzt. Oberste Schaltstellen im Gehirn sind Hypothalamus und limbisches System, die für Gefühle verantwortlichen Hirnteile (► Abschn. 4.2). Sie veranlassen die Ausschüttung von Stresshormonen, vor allem Adrenalin („Adrenalinstoß", Nebennierenmark) und Noradrenalin (der Locus Caeruleus im Hirnstamm triggert bei Alarm die Überflutung des Gehirns mit Noradrenalin), aber auch Cortisol und Kortison. Diese Stresshormone bewirken „schlagartig" Veränderungen an verschiedenen Organen: Herz und Kreislauf werden angetrieben, die Gefäße verengen sich: Bis zu 5-mal so schnell wird nun das Blut durch den Körper gepumpt, um alle Muskelpartien stärker zu durchbluten. Zucker wird aus der Leber freigesetzt, die Muskelanspannung nimmt zu, die Haut wird schweißnass und der Mund trocken (bei vielen Betroffenen muss deshalb Wasser oder ein Bonbon her). Die Bronchien erweitern sich und die Atmung geht schneller – bei vielen ist sie besonders flach (Hyperventilation, ► Abschn. 2.3.3) und verschlimmert die körperlichen Symptome der Angst.

Gleichzeitig werden (durch den Parasympathikus) die Funktionen von Darm und Immunsystem unterdrückt und nicht lebensnotwendige Funktionen wie Hunger, Schlafbedürfnis oder sexuelles Verlangen für eine Weile ausgeschaltet.

Mit der *Sympathikusreaktion* bereitet sich der Körper auf übermäßige Anspannung und Höchstleistung vor, insbesondere auf Flucht- und Angriffsverhalten. Die für diese Mobilmachung benötigte Zeit beträgt meistens eine halbe bis anderthalb Minuten, manchmal auch 5 min und länger.

Einige Minuten nach dem Alarmstadium kommt es zu einer Gegenbewegung als *Anpassungsreaktion.* Sie wird vom parasympathischen Zweig des autonomen Nervensystems gesteuert und bringt den Organismus wieder ins Gleichgewicht. Unter anderem werden die Verdauungsvorgänge angeregt und es kommt vereinzelt zu Übelkeit, Erbrechen, Durchfall und Harndrang. Der sprachliche Niederschlag davon ist bekannt: „Es dreht sich mir der Magen um", „Ich mach mir gleich in die Hose", „Ich habe Schiss". Danach folgt das *Erschöpfungsstadium,* das mit Ermüdung und einem Gefühl von „Abgeschlafftsein", wie manche es formulieren, einhergeht. Die (Stress-)hormonellen Veränderungen sind noch stundenlang im Blut nachweisbar.

Panikerleben drückt sich in der gegenwärtig schnelllebigen Zeit durch heftige Körperreaktionen aus, die vom Sympathikus gesteuert werden und viel Kraft kosten. Offensichtlich spielen auch kulturelle Einflüsse eine Rolle. Um die Jahrhundertwende vom 19. zum 20. Jahrhundert haben insbesondere Frauen bei Angst und Schrecken weniger eine Sympathikusreaktion gezeigt, als vielmehr eine Parasympathikusreaktion, die damals als „Hysterie" bezeichnet wurde. Sie äußerte sich in Form eines Kollapsnähesyndroms oder einer vollständigen Ohnmacht. In

Rüsten für Höchstleistung

Parasympatikusreaktion

2

Körperliche Symptome der Angst

jener Zeit zwängten sich Frauen in Korsetts, die nicht nur ihren Brustkorb verformten, sondern auch zu anhaltender flacher Atmung (Hyperventilation) und damit zu erhöhter Kollapsbereitschaft führten. Heutzutage kommen hysterische oder „Konversionssymptome", wie sie inzwischen genannt werden, äußerst selten vor – erstaunlicherweise fast nur noch bei jungen Männern in den Dreißigern.

Nur wenige der physiologischen Paniksymptome sind sichtbar, bestenfalls Blässe, Erröten, Zittern oder Schwitzen. Manche Panikpatienten befürchten aber, man sähe ihnen die Angst an (häufig kommt das bei Personen mit sozialer Phobie vor). Sichtbare Angstanzeichen könnten aber auch von etwas anderem herrühren – z. B. von Kreislaufbeschwerden andersartiger Ursache, überheizten Räumen, körperlicher Anstrengung oder von Verärgerung. Denn physiologische Reaktionen treten auch bei anderen intensiven Gefühlen wie Wut, sexuelle Erregung, Scham, Traurigkeit, Freude oder Euphorie auf. Körperliche Begleiterscheinungen von Gefühlen sind also völlig „normal". Angstpatienten registrieren sie jedoch argwöhnisch und bewerten sie meistens negativ.

■ ■ **Ebene 2**

Wichtig

Kognitive Ebene der Angst

Angst hat auch eine kognitive oder gedankliche Ebene.
Für panische und phobische Angst anfällige Personen haben eine erhöhte Wachsamkeit für körperliche Empfindungen und Beschwerden, die sie negativer als angstfreie Personen bewerten. Sie fürchten sich vor den Folgen von körperlichen Angstsymptomen, die in angstbesetzten Situationen auftreten könnten.
Sobald sie sich ihre Angstsituationen nur vorstellen oder sich vornehmen, eine aufzusuchen, scannen sie ihren Körper und überprüfen alle Wenns und Abers, befürchten tendenziell immer Verheerendes („Ich könnte ohnmächtig werden"; „Keiner hilft mir") und malen es sich in bedrohlichen Farben aus. Das schaukelt ihre Angst hoch. Im Moment der Erregung geht ihnen das Sicherheitsgefühl verloren und auch der Mut, sich der Angstsituation zu stellen. Riskieren sie es dennoch, sind sie mit ihrer Aufmerksamkeit überwiegend beim eigenen Körper, den sie belauern. Ihre negative Selbstbeobachtung treibt sie immer wieder in Panikerleben hinein.

Kognitionen bezeichnen in der Psychologie eine Vielzahl von inneren Prozessen wie Wahrnehmung, Informationsverarbeitung, Gedächtnis, Erwartungen, Fantasie, Überzeugungen und Glaubensvorstellungen. Wir können sämtliche Sinnesreaktionen – Sehen,

Hören, Riechen, Schmecken, Tasten – kognitiv erleben und im Kopf bunt ausmalen.

Kognitionen gehen immer mit entsprechenden Gefühlen einher. Beide sind eng miteinander verwoben und bedingen sich gegenseitig. Kognitiv-emotionale Prozesse laufen im Wachsein und beim Tagträumen ab. Im wachen Zustand erleben wir immerzu etwas bewusst und auch vorbewusst.

Kognitive Einflüsse auf Gefühle

Gefühle sind von der Bewertung eigener Erlebnisse abhängig. Bei deprimierenden Gedanken oder Gesprächen über Unglück und Leid kommen Traurigkeit und Verzweiflung auf. Beim Ausmalen einer gefürchteten Situation oder eines Horrorerlebnisses wird Angst ausgelöst. Was und wie intensiv wir fühlen, wird also durch unsere Kognitionen entscheidend mitbestimmt. Für Betroffene ist es belastend, wenn sie zu sorgenvollen Gedanken und Fehlinterpretationen, z. B. von körperlichen Empfindungen, neigen und auf Katastrophendenken fixiert sind.

Verschiedene Kognitionen beeinflussen das Erlernen, Auslösen und Aufrechterhalten der Angst, wie die folgende Übersicht zeigt.

Negative Kognitionen, die Angst begünstigen
- Angst-vor-der-Angst-Gedanken.
- Übersteigerte Vorstellung und Befürchtung von Gefahr.
- Erinnerungen an frühere Gefahren (Panikpatienten erinnern sich meist detailgetreu an den ersten Panikanfall, bei dem sie sich in Lebensgefahr sahen).
- Besondere Aufmerksamkeit für Bedrohliches.
- Negative Selbstbeobachtung der körperlichen Empfindungen.
- Fehlinterpretationen dieser Körperempfindungen.
- Panikpatienten überschätzen nicht nur die Wahrscheinlichkeit, mit der ein bedrohliches Ereignis auftritt (Krankheit, Ohnmacht), sondern auch die Folgen auf dieses Ereignis hin (Tod, Blamage).
- Endlose Problemgespräche über Angst (dagegen entlasten kürzere Aussprachen mit vertrauten Personen und senken den Stresshormonspiegel).
- Berichterstattung in den Medien über Schicksalsschläge, Krieg und Naturkatastrophen.

Bei einigen Personen können andere Gefühle wie Wut und Trauer in Angst umschlagen: Durch geschluckten Ärger können heftige Spannungszustände und Körperreaktionen entstehen, die von ängstlichen Personen als gesundheitliche Gefährdung missinterpretiert und als äußerst beunruhigend erlebt werden. Dadurch geraten sie in Angst. Belastungen im

Umkehr von Gefühlen

2

Autosuggestion

Alltag sensibilisieren sie dafür noch mehr (► Abschn. 3.3.3). Die meisten Angstpatienten führen Angstanfälle jedoch nicht auf Stress zurück (► Abschn. 2.3.4), sondern sehen Vorboten von Unheil darin. Ohne es zu bemerken, richten sie ihre Aufmerksamkeit immer einseitiger auf solche Vorboten. Wahrnehmungen, die korrigierend wirken könnten, geraten in den Hintergrund.

Bei vielen Menschen, die unter panischer Angst leiden, hat sich ein individuelles *kognitives Angstmuster* herauskristallisiert, das vorbewusst automatisch abläuft. Bereits beim ersten Gedanken an eine Angstsituation oder bei der Wahrnehmung eines Angstreizes wird dieses verhängnisvolle Schema mobilisiert und abgespult. Nicole hatte z. B. das folgende kognitive Angstmuster: „Ich sitze am Steuer, bekomme Sehstörungen, Atemnot – ich ersticke"; Arnos Angstschema lautete: „Ich bin unter Menschen, habe Herzrasen und Achselschweiß, die Leute merken es – ich bekomme einen Herzinfarkt". Diese fatal überzogenen Kognitionen wirken wie verhängnisvolle Autosuggestionen und zünden Erwartungsangst. Solche kognitiven Angst-Muster steuern das Angsterleben und -verhalten im Sinne einer sich selbst erfüllenden Vorhersage: Sobald Nicole nur an Autofahren dachte, stieg ihr Angstpegel. Bei Arno geschah dasselbe, sobald er sich vorstellte, Tennis zu spielen.

Anhaltende Befürchtungen und Erwartungsängste führen zu ständiger Hab-Acht-Stellung. Betroffene können oft nicht mehr richtig abschalten. *Erwartungsängste sind in der Regel stärker als die Angst in den realen Angstsituationen.* Und weil die kognitiven Angstmuster bereits zu heftiger Erregung führen, wird der gefürchteten Situation immer häufiger ausgewichen. Manchmal nimmt es groteske Ausmaße an, wenn jemand bei starker Erwartungsangst für nichts auf der Welt bereit ist, die Angstsituation, die in Wirklichkeit ungefährlich ist, aufzusuchen.

Angstprinzipien: Erwartungsangst führt zu Vermeiden

Folgende *Angstprinzipien* sind besonders wirkungsvoll: Starke Erwartungsangst („Angst vor der Angst") lässt die Person eine Angstsituation vermeiden. Die Angst verschwindet dann sofort und bringt kurzfristig (!) Erleichterung. Die Erleichterung ist eine Art Belohnung und verstärkt deshalb den vermeidenden Bewältigungsstil, sodass die ängstliche Person künftig erst recht wieder vermeidet oder flüchtet. Weil sie vermeidet, erlebt sie nicht, dass ihre Angst von alleine wieder zurückgeht. Ihre negative Haltung wird nicht korrigiert, sodass sich die Angst langfristig verfestigt und oft sogar noch stärker wird – sie tritt häufiger auf, dauert länger und schränkt die Person in ihrem Bewegungsspielraum zunehmend ein.

Bewusste und unbewusste Informationsverarbeitung

Der Zusammenhang zwischen Emotionen (z. B. panische Angst) und Kognitionen ist vielschichtig. Einmal gibt es eine *bewusste* Informationsverarbeitung mit Beteiligung des Frontalhirns und der Amygdala (Mandelkern, dem Hirnzentrum für die Regelung von Emotionen), die bedächtig, gründlich und kontrolliert abläuft, und zum anderen eine *unbewusste* rasche Verarbeitung – automatisch und ohne Vermittlung von bewussten Kognitionen (▶ Abschn. 4.2). Das Angstgefühl lässt sich mittels Veränderung von Fehlinterpretationen (▶ Abschn. 3.2.3) und vor allem durch Konfrontation (▶ Abschn. 3.2.4) weitgehend abschwächen.

■■ **Ebene 3**

> **Wichtig**
>
> Schließlich haben Angstgefühle noch eine motorische bzw. Verhaltensebene. Motorik bezieht sich auf die Muskelanspannung und Bewegungsabläufe des Körpers. Angst und Unruhe werden oft von Zittern oder unsicherer Stimme begleitet. Aufgrund der starken Erregung während eines Panikanfalls entsteht bei vielen Angstpatienten Handlungsdrang – sie laufen unruhig umher oder rennen weg. Dann fallen häufig lockere Konversation und öffentliches Auftreten, Konzentration und Durchhaltevermögen schwer. In seltenen Fällen kann Angst sogar lähmen: Die Beine werden bleischwer („Ich kann nicht mehr gehen", „Im Mündlichen bringe ich kein Wort raus"): Die Person erlebt sich wie erstarrt und ist handlungsunfähig.

Motorische Ebene der Angst

Wie erwähnt, bereitet Angst als Alarmreaktion (Sympathikusreaktion) den Körper auf Höchstleistung vor. Die meisten Personen ergreifen bei panikartiger Angst die *Flucht (Vermeidungsverhalten)*. Intensive Erwartungsangst lässt viele vor einer gefürchteten Situation „ausbüxen". Ganz unterschiedliche Formen und Nuancen von *Vermeidungs* – und *Sicherheitsverhalten* sind zu beobachten:

▬ Die meisten Personen mit Agoraphobie meiden ihre jeweiligen Angstsituationen teilweise oder vollständig. Einige sitzen fluchtbereit in Türnähe, andere vermeiden es, hinten im Auto zu sitzen, fahren nur im Stadtverkehr und nicht auf der Autobahn. Viele umgehen den Fahrstuhl, vermeiden Tunnel (Enge), Plätze oder freie Felder (Weite). Manche bewegen sich nur noch im Stadtbezirk und verreisen nicht mehr, weil sie ihren Sicherheitsradius nicht mehr verlassen können. Zu ihm gehören in der Regel das Zuhause, der Hausarzt, das lokale Krankenhaus und Vertrauenspersonen.

Vermeidungsverhalten

▬ Wiederum andere tragen zur Sicherheit besondere Hilfsmittel mit sich – das Handy für Hilferufe, einen Schluck Wasser gegen Übelkeit oder ein Beruhigungsmittel „für den Notfall". Bereits das Wissen, diese Hilfsmittel bei sich zu haben,

Sicherheitsverhalten

vermittelt ein sicheres Gefühl und macht sie mutiger. Wird ein Hilfsmittel aus Versehen vergessen, kann das Erschrecken darüber Angst und Vermeidungsverhalten auslösen.

Übertriebenes Schonen

- Wegen der Befürchtung von Herzrasen, Atemnot oder anderen körperlichen Symptomen der Angst, die eine Panikattacke (das bedeutet Ohnmacht, Erkrankung, Sterben oder Verrücktwerden) auslösen könnten, scheuen viele Angstpatienten körperliche Anstrengung wie bei sportlicher Betätigung. Sie bemerken nicht, wie ihre körperliche Belastbarkeit dadurch abnimmt und sie anfälliger werden für körperliche Erregung und Angst.

Sicherheit durch Arztbesuche

- Ein weiteres Sicherheitsverhalten bei Panik ist das Aufsuchen von Ärzten oder Krankenhäusern zur medizinischen Untersuchung. Das beschwichtigende Urteil der Experten beruhigt. Es hält aber meistens nur bis zum nächsten Panikanfall an.

Medikamente und Alkohol zur Entspannung

- Beruhigungsmittel und Alkohol, die zur Angstlinderung eingenommen werden, dämpfen die Angstsymptome für einige Stunden. Längerfristig können sie zu stoffgebundener Abhängigkeit führen.

Selbstuntersuchung

- Viele Angstpatienten treiben ihre körperliche Selbstbeobachtung bis ins Extrem, indem sie häufig den Puls oder Blutdruck messen oder in medizinischen oder psychiatrischen Internetforen lesen. Mit selektiver Wahrnehmung achten sie nur auf bedrohliche Hinweise. Das übersteigerte medizinische Interesse bei gleichzeitiger Konzentration auf körperliche Beschwerden hat eine autosuggestive Wirkung und steigert oft nur die Angstbereitschaft.

Flucht- und Kampfverhalten

Bei der Abwehr von irrationalen Ängsten kommt es wesentlich häufiger zu *Flucht-* als zu *Kampfverhalten* oder *Erstarren.*

- Nur wenige angstsensible Personen werden bei einem Panikanfall richtig aggressiv, indem sie z. B. während einer Filmvorführung hektisch und fast rücksichtslos aus der Reihe drängeln. Andere stürzen sich aus dem Fahrstuhl und schubsen Leute beiseite oder brüllen Umstehende scheinbar unmotiviert an („Angstkläffer"). Ihnen ist dies im Nachhinein furchtbar peinlich, denn sie sind gewöhnlich darum bemüht, auf andere Rücksicht zu nehmen.
- Während eines Panikanfalls gefährden Betroffene sich oder andere höchst selten. Gefährliches Verhalten wie im folgenden Beispiel sind Ausnahmefälle:

Fallbeispiel

Ein Angstpatient litt unter panischer Angst vor dem Verlust der Darmkontrolle. Er verweigerte Einlagen oder Pampers und hielt sich nach Möglichkeit in der Nähe der eigenen Toilette auf. War er mit dem Auto unterwegs und bekam dann Darmdruck, raste er von Angst getrieben wie ein Berserker mit 90–120 km/h durch die

Stadt nach Hause – dem einzigen Ort, an dem er sich noch sicher fühlte beim Toilettengang. Er musste zahlreiche Verkehrsstrafen in Kauf nehmen.

- Bei beginnender Panik sprechen einige aus lauter Verzweiflung wildfremde Leute an, um sich abzulenken oder sich ihrer Hilfsbereitschaft für den Notfall zu vergewissern.
- Selbstmordhandlungen als unangemessene Fluchtreaktionen oder als Lösungsversuche bei persönlichen Problemen sind äußerst selten bei Panikpatienten. (Kommt ernsthafte Selbstmordneigung auf, liegt meistens neben der Angststörung auch noch eine mittelgradige bis schwere Depression vor).

Kaum
Selbstmordgefährdung

Das geschilderte Sicherheitsverhalten hilft Betroffenen, ihre Angst besser zu bewältigen. So glauben sie jedenfalls. Sie merken meist nicht, dass es Vermeidungsstrategien sind, die ihre Angstbereitschaft verstärken und aufrechterhalten.

Zusammenfassung
Das Angstgefühl mit seinen physiologischen, kognitiven und motorischen Anteilen ist eine Reaktion der ganzen Person und veranschaulicht die psycho-neuro-endokrino-immunologische oder Leib-Seele-Einheit (► Abschn. 2.3.4). Erwartungsangst ist in der Regel heftiger als das Panikerleben in der realen Angstsituation. Sie begünstigt Vermeidungs- und Sicherheitsverhalten. Vermeiden ist ein Angstverstärker, der die Zunahme der Angst und Hilflosigkeit fördert.

Panik ist eine ganzheitliche
Reaktion

2.2.4 Der Teufelskreis der Angst

Im Prinzip kann bei Menschen, die zu vermehrtem Angsterleben disponiert sind, die Stressreaktion Panik auf jeder Angstebene beginnen. Sie weitet sich dann auf die anderen Ebenen aus. (Umgekehrt gilt das Gleiche für das therapeutische Vorgehen: Wird auf einer Ebene therapeutisch erfolgreich gearbeitet, z. B. eine Fehlinterpretation korrigiert, wirkt sich das auf die anderen Angstebenen aus).

Auslöser und Panikanstieg

Der Teufelskreis der Angst entsteht bei jedem Panikpatienten ganz individuell. Bewusst oder vorbewusst wird beim einen Panikerleben vermehrt durch negative Gedanken und Sorgen ausgelöst, beim anderen durch überbesorgtes Registrieren von körperlichen Symptomen wie Schwindel oder Druck auf der Brust. Bewusst und unbewusst wird die physiologische Wahrnehmung verhängnisvoll fehlinterpretiert, woraufhin die innere

2

Teufelskreis der Angst

Erregung zunimmt und die körperlichen Beschwerden sich ausweiten. Meist erreicht die Angst innerhalb von einer halben bis zu 5 (höchstens 10) Minuten ihren Höhepunkt. Sie geht auch unterschiedlich schnell zurück: Beim einen innerhalb von 5–10 min, beim anderen erst nach 15–30 min.

In ◼ Abb. 2.1 ist der Teufelskreis von panischer Angst dargestellt. Er setzt sich zusammen aus

- der Wahrnehmung eines Angstreizes (enger Raum, Herzklopfen),
- der als Bedrohung erlebt und negativ bewertet wird („Ich kippe gleich um", „Ich stehe kurz vor einem Herzinfarkt").
- Durch die Fehlinterpretation kommt es ‚automatisch' zu physiologischer Erregung (Stresshormonausschüttung, Sympathikusreaktion)
- und vermehrt zu körperlichen Symptomen der Angst (wie Herzrasen, Kurzatmigkeit, Zittern, Schwindel, Unwirklichkeitsgefühl usw.).
- Die ängstliche Erregung schaukelt sich zu panischer Angst hoch (meist binnen 1–5 min) und löst Notfallverhalten aus (Flucht, Kampf, Erstarren).

Die Angst wird durch Konfrontation mit einem Angstreiz ausgelöst und steigt innerhalb von 30 s schnell an oder über einige Minuten hinweg. Selbst heftige Angst klingt immer von alleine ab. Angstanstieg und -rückgang bilden eine *Angstkurve* (◼ Abb. 2.2).

Bei Vermeidungsverhalten wie Flucht oder Tabletteneinnahme wird der Angstanstieg unterbrochen und die Angst erreicht nicht den Höhepunkt. Sie fällt ab – beim einen schneller nach wenigen Minuten, beim anderen langsamer nach bis zu 30 min. (Hält sie länger an, wird sie zwischendurch abnehmen und infolge von Befürchtungen wieder zunehmen.) Das Ver-

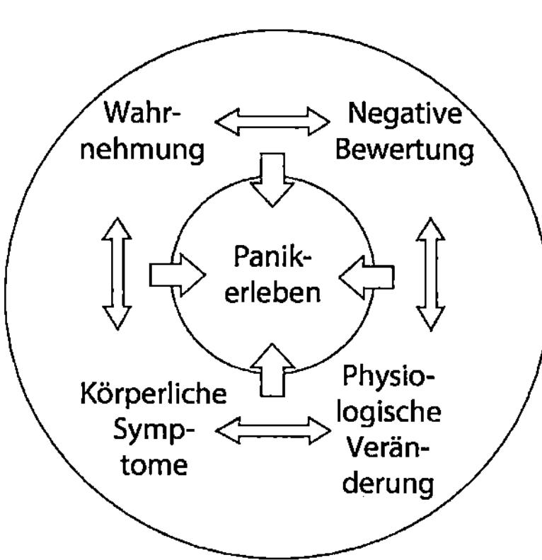

◼ **Abb. 2.1**   Teufelskreis panikartiger Angst

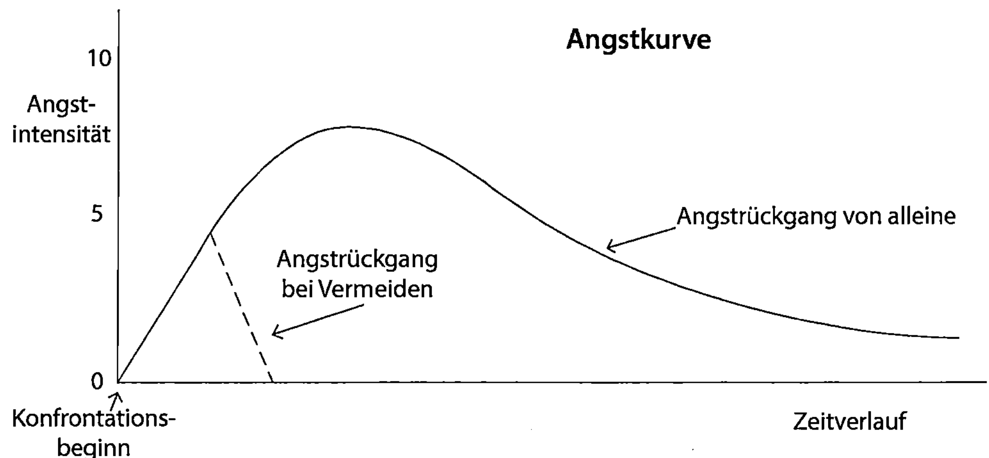

☐ **Abb. 2.2** Angstkurve

meidungsverhalten der ängstlichen Person hindert sie daran, zu erfahren, dass die Angst von alleine zurückgeht und keinerlei Schaden anrichtet. Somit bleibt die Angst bestehen.

Körperliche Missempfindungen oder Beschwerden sind oft Auslöser von Angst. Sie werden auf ganz unterschiedliche Weise ausgelöst, z. B. durch körperliche Anstrengung beim Treppensteigen, bei sportlicher Betätigung oder schwerem Tragen, durch aufputschende Substanzen wie Rauchen, Kaffeetrinken, Drogen oder durch Umweltfaktoren wie sommerliche Hitze, schlecht gelüftete, überheizte oder klimatisierte Räume. Sie werden von ängstlichen Personen selektiv wahrgenommen und unterschwellig wie auch bewusst als Bedrohung gesehen, die dann Angsterleben auslöst.

Das folgende Beispiel zeigt, was für eine Schlüsselrolle negative *Kognitionen* (insbesondere Fehlinterpretationen) beim Auslösen und Hochschaukeln von Panikerleben spielen.

Indirekte Auslöser von Panik

Fallbeispiel

Vor 16 Jahren erlitt Renate zweimal heftige Kreislaufschwäche. Beim ersten Mal war sie in hochschwangerem Zustand zu Fuß über eine leicht schwingende Fußgängerbrücke gegangen. Beim zweiten „Kreislaufanfall" lag sie im Wochenbett und erlitt einen derartig starken Schwächeanfall, dass man ihr vorsorglich die „Nottaufe" verabreichte. Seit diesen beiden traumatisierenden Erlebnissen hat sie das Vertrauen in die Unversehrtheit ihres Körpers verloren. Immer wieder lösen physiologische Reaktionen Panikzustände aus, verbunden mit derselben Todesangst, die sie damals während der Kreislaufschwäche hatte. Aufgrund

Traumatisierende Erlebnisse

2

dieser einschneidenden Befürchtungen mit real bedrohlichem Hintergrund meidet sie nach Möglichkeit Brücken, Höhen und medizinische Versorgung. In Angstsituationen bekommt sie Panik und ein ausgeprägtes Schwächegefühl.

Beispiel eines Angstverlaufs

Renates Angstanfälle nahmen an Häufigkeit und Intensität erheblich zu, als ihre Eltern kurz hintereinander starben und sie sich etwa zeitgleich vom Ehemann trennte. Nach diesen Verlusterlebnissen und infolge der Doppelbelastung als ganztags beschäftigte Bürokraft und Alleinerziehende von 3 Kindern stand sie unter chronischer Belastung. Während sie allmählich an Kraft verlor und sich ein Burn-out anbahnte, nahm ihre Panikbereitschaft zu. Bald fühlte sie sich anhaltend bedroht. Vom Aufstehen an am Morgen hatte sie Angst vor der Angst und stand unter Dauererregung. Schließlich war sie an einem Punkt angelangt, an dem sie nicht mehr in der Lage war, ihren Alltagsbelastungen standzuhalten (Stress, ► Abschn. 2.3.4). Sie suchte sich fremde Hilfe.

Unter dieser Daueranspannung traten mehrmals am Tag, schon bei geringfügiger Aufregung oder bei Anstrengung, Schwindel, Herzklopfen und Kloßgefühl im Hals auf. Folgendes Angstschema lief in ihrem Kopf automatisch ab: „Schwindel – Schwäche – Kontrollverlust – Ohnmacht – keiner hilft mir – Herztod". Die vegetativen Symptome waren für Renate mit der Befürchtung des Schlimmsten – nämlich Ohnmacht und Tod – verbunden und lösten lawinenartig Panik aus. Ihre Angst kletterte in 1–2 min zum Höhepunkt und ebbte meist nach 5–10 min wieder ab (Angstkurve). Ganz heftige Panikzustände dauerten bis zu einer halben Stunde. Da sie allmählich ihrer Angst nicht mehr Herr wurde, verlor sie an Zutrauen zu sich und ihrer Fähigkeit, etwas zu bewirken und situationsgerecht zu handeln.

Mit der Zeit wurde ihre Angst überwiegend kognitiv ausgelöst. Sie hatte sich mit den Jahren angewöhnt, immer häufiger argwöhnisch und sorgenvoll ihre körperlichen Symptome zu beobachten. Diese körperlichen Beschwerden waren für sie teils bewusst, teils vorbewusst verbunden mit Lebensgefahr, Sterben und Tod. Gleichzeitig nahm Renate immer mehr Gefahrensignale in ihrer Umgebung wahr. Sie geriet z. B. in den Teufelskreis der Angst, sobald Nachbarn oder Kollegen über Krankheit sprachen, wenn sie von Katastrophen im Radio hörte oder – noch schlimmer – wenn sie Nachrichtenbilder im Fernsehen sah. Bald konnte sie deswegen nicht mehr fernsehen. Angst trat auch auf, wenn sie über die Erkrankung oder den Tod einer Romanfigur las oder wenn sie sich die Todesanzeigen in der Tageszeitung ansah, die sie immer stärker geradezu magnetisch anzogen. Außerdem verlor sie die Kontrolle über ihre Angst, sobald eines der Kinder erkrankte, sie einen Krankenwagen sah oder das Martinshorn hörte. Mit der Zeit konnte sie die Wohnung nur noch für den Weg zum Arbeitsplatz alleine verlassen. Das gelang ihr vermutlich deshalb noch, weil die Existenz der Familie von ihrem Einkommen abhing. In ihrer Freizeit war sie total eingeschränkt.

Die meisten Angstpatienten erleben einen ähnlichen Verlauf von Panikstörung und Agoraphobie wie Renate. Das wachsende Gefühl von Bedrohung führt zu mehr Angst und Vermeidungsverhalten. Da sich ihre Panikzustände nicht mehr beherrschen lassen, verlieren sie an Selbstvertrauen und laufen Gefahr, in der Folge depressive Verstimmungen zu entwickeln.

Einmünden in depressive Verstimmungen

Streng genommen reichen die bisherigen Ausführungen über panische Angst aus für eine verhaltenstherapeutische Selbstbehandlung einer Panikstörung mit oder ohne Agoraphobie. Besonders Ungeduldige könnten folglich sofort zu ▶ Kap. 3 übergehen und mit der Angstbewältigung beginnen.

Selbstbehandlung

Für die Neugierigen unter ihnen gibt es noch eine Fülle von Erkenntnissen über Angst. Die meisten Angstpatienten wollen viel über Angst in Erfahrung bringen. Das scheint ihnen mehr Sicherheit zu geben. Vielleicht bringen auch Ihnen die weiteren Ausführungen über Angst einige nützliche Einsichten und Aha-Erlebnisse und stärken Ihre Bereitschaft, sich von der Angst zu befreien.

Weiterführende Informationen

Einsicht allein versetzt uns – entgegen einer in unserer Kultur sehr stark verbreiteten Erwartung – noch nicht in die Lage, panikartige Angst zu meistern. Ein besseres Verständnis von Angst kann aber dazu beitragen, zu ermutigen, Hoffnung zu wecken und die Bereitschaft zur Angstbewältigung zu stärken.

2.3 Weitere Bedingungen der Angst

2.3.1 Angeborenes ängstlich-scheues Temperament und erworbene Angstbereitschaft

Das menschliche Gehirn ist hoch differenziert und plastisch. Durch das Ineinandergreifen mehrerer ursächlicher Bedingungen wie genetische Disposition, Lernprozesse und ungünstiger Lebensbedingungen kann es zu einer Angststörung kommen (◩ Abb. 2.3). Auf der neuropsychologischen Ebene bildet sich das als Angstnetzwerk ab, das laufend von der genetischen Ausstattung und Lernerfahrungen beeinflusst wird (▶ Abschn. 4.2).

Die Neigung zu vermehrtem Angsterleben scheint als *„ängstlich-scheues Temperament"* bei 17–20 % der Kinder eines Jahrgangs angeboren zu sein (DSM-5). Unter Temperament wird eine individuelle, bestimmte Art des Erlebens, Fühlens, Denkens, Reagierens und Handelns verstanden. Der Verhaltensstil, der

2

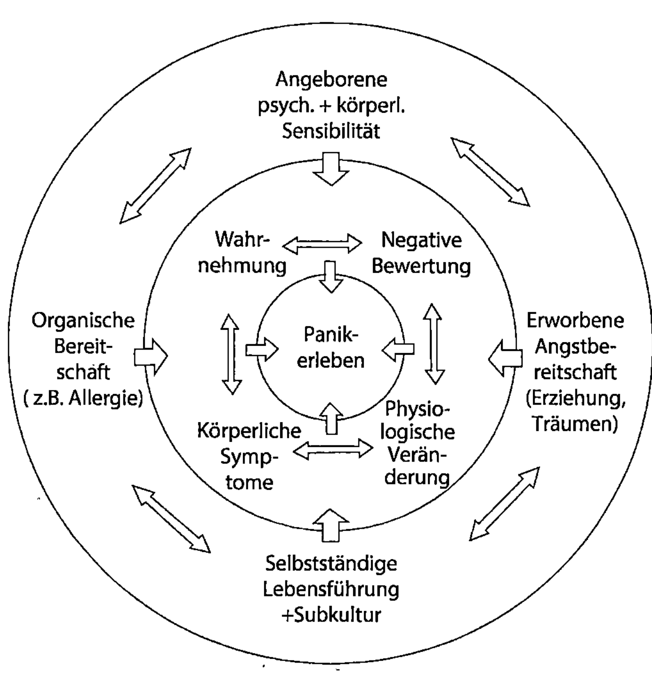

◘ Abb. 2.3   Weitere Bedingungen für panikartige Angst

vom Temperament vorgegeben ist, bleibt erstaunlich konstant über die Lebensspanne hinweg. Durch das Zusammenwirken eines genetisch vorgegebenen ängstlich-scheuen Temperaments und Angst fördernder Lernerfahrungen – wie überbeschützende Erziehung, Vorleben von Angst durch ein Elternmodell, Unterstützung durch Bezugspersonen beim Vermeiden – kommt es im Laufe der Jahre zu einer Zunahme der Angstbereitschaft und bei mehreren ängstlich-gehemmten Personen zur Entwicklung von Angststörungen, wie Längsschnittuntersuchungen (zum Teil über 40 Jahre), die Zwillingsforschung und neuropsychologische Studien zeigen.

Angeborenes Temperament und erlernte Angstbereitschaftät

Für eine genetische Grundlage sprechen schon länger die Ergebnisse der Zwillingsforschung: Beide Partner von *eine*iigen Zwillingen entwickeln etwa 5-mal so oft eine Panikstörung wie die Partner von *zwei*iigen Zwillingen.

Das ängstlich-scheue Temperament geht mit zwei Persönlichkeitseigenschaften einher, die weitere Risikofaktoren für panische und phobische Angst bilden – Verhaltenshemmung (Scheu) und erhöhte Angstsensibilität (Bereitschaft zur verstärkten Wahrnehmung von körperlichen Missempfindungen). Menschen mit der *Persönlichkeitseigenschaft Verhaltenshemmung* tun sich schwer mit allem Neuartigen. In unbekannten Situationen sind sie zunächst unsicher und verhalten, tauen aber allmählich auf. Angstsensible Personen *reagieren* zudem *empfindlicher auf körperliche Symptome*. Sie richten ihre Aufmerksamkeit vermehrt auf körperliche (Miss-)Empfindungen, nehmen sie früher wahr als nicht ängstliche Personen und bewerten sie auch negativer, weil sie sich davon bedroht fühlen. Sie erinnern sich auch besser an sie.

Wichtig

Beide Persönlichkeitseigenschaften, Verhaltenshemmung und erhöhte Sensibilität für körperliche Symptome (► Abschn. 2.3.3), sind teils angeboren, teils erziehungsabhängig und begünstigen die Entwicklung von panischer Angst; dies umso mehr, je stärker die Person sich eingeengt oder ausgeliefert fühlt und je mehr der Körper unter belastenden Umständen (► Abschn. 2.3.4) heftig reagiert oder sogar verrücktspielt.

Es ist schwierig, die Entstehungsbedingungen von Angststörungen im komplizierten Wechselspiel von Anlage und Umwelt auseinanderzuhalten. Die Neigung zu Überängstlichkeit wird zweifelsfrei durch soziale Modelle (ängstliche(r) Mutter, Vater oder Großeltern) und wenig ermutigender Erziehung gefördert. Meistens ist es ein überbehütender Umgang mit dem Kind, seltener eine Erziehung mit Zuckerbrot und Peitsche oder mit Gewalt. Überbeschützende Erziehung lässt weniger Risikofreude zu und erhöht die Abhängigkeit von Vertrauenspersonen.

Erzieherische Einflüsse

Wichtig

Als *geeignetes Elternverhalten* – zum Vorbeugen gegen Angststörungen (und anderen psychischen Problemen) wird eine Erziehungshaltung mit liebevoller Zuwendung empfohlen, bei der weder übertrieben beschützt noch alles erlaubt wird und bei der das Kind viel ermutigt wird, sich zu überwinden, selbstständig und kühn zu handeln. Werden spezielle Interessen, Neigungen und Begabungen des gehemmten Kindes gefördert, lernt es, seine Energien in Vorhaben seiner Wahl zu investieren und erstaunliche Leistungen zu erbringen, die sein Selbstwertgefühl stärken und ihm die Sicherheit geben, Dinge bewirken zu können.

Unter Alltagsbelastung zeigen Angstpatienten stärkere körperliche Stressreaktionen – eine teils genetisch vorgegebene erhöhte Stressreagibilität – als angstfreie Personen und bewerten sie auch

Stärken von panischen und agoraphobischen Personen

2

wesentlich negativer. Auf Neuartiges und Unerwartetes reagieren sie besonders sensibel und bitten häufiger um soziale Unterstützung. Das führt zu einer stärkeren Abhängigkeit von Vertrauenspersonen. In der Mehrzahl sind sie besonders bemüht, vorsichtig abwägend zu handeln und haben seltener impulsive Durchbrüche. (Bei manchen kippt intensive Angst aber leicht in Wut um.) Von ihren Mitmenschen werden sie als einfühlsam, umsichtig und rücksichtsvoll im Umgang erlebt. Studien belegen ein Bedürfnis nach Anerkennung und einen Hang zu Überanpassung, Strebsamkeit und perfektionistischem Verhalten. Ängstliche Personen bringen sich seltener in Gefahr und haben infolgedessen eine etwas höhere Lebenserwartung. Einige dieser Eigenschaften zeigen sich auch im therapeutischen Alltag: Panik- und Agoraphobiepatienten kommen fast immer vor der vereinbarten Zeit, geben Verspätungen (z. B. durch Stau) verlässlich per Handy durch und arbeiten in der Therapie gut mit.

Perfektionismus

Ihr Hang zum Perfektionismus hat allerdings den Nachteil, dass panische und agoraphobische Personen sich übertrieben penibel beobachten, sobald sie körperliche Symptome der Angst wahrnehmen oder befürchten.

Soziales Lernen

Der Argwohn gegenüber dem eigenen Körper mit *erhöhter Krankheitserwartung* wird oft durch soziale Modelle vorgelebt und verstärkt. Ängstliche Mütter, Väter oder Babysitter sind Vorbilder für den überängstlichen Umgang mit Krankheitserregern und Erkrankungen aller Art. Körperlich kranke Kinder (mit Asthma, Diabetes, Herzerkrankung), die vom Naturell her ängstlich-scheu sind, werden oft übervorsichtig von ihren Müttern behandelt und in ihrer Lebensführung eingeschränkt. Darüber hinaus leben überbesorgte Eltern, viele davon sind eher pessimistisch eingestellt, ihren ängstlichen Kindern einen übervorsichtigen Umgang mit allem Neuartigen und Bedrohlichen vor und lassen die Welt gefährlich erscheinen.

Krankheit und Tod im Umfeld

Haben Kinder Eltern oder Großeltern mit Herzproblemen, Asthma oder anderen Erkrankungen, deren Beschwerden sie hautnah miterleben, entwickeln die angstsensiblen unter ihnen leichter entsprechende Befürchtungen als die nicht ängstlichen. Kommen gehäuft Todesfälle im persönlichen Umfeld vor, reagieren ängstliche Personen besonders erschrocken. Das lässt sich an vielen Lebensgeschichten von Angstpatienten ablesen. Oft haben sie sich eher vorbewusst als bewusst auf genau die Angstinhalte fixiert, die mit der Todesursache ihrer verstorbenen Lieben in Zusammenhang standen. Manche bekommen panische Angst vor den Beschwerden, die beim Sterbenden qualvoll waren, z. B. Atemnot oder Schmerzen. In Zukunft lösen die eigenen Atembeschwerden bei ihnen leichter panische Angst vor dem Ersticken aus. Gewöhnlich bleiben solche vorausgegangenen Angstbedingungen unbeachtet, sodass die erste Panikattacke unvorbereitet und „wie aus heiterem Himmel" kommt (▶ Abschn. 2.2.4).

Panikstörung beginnt selten vor dem Jugendalter. Kleinkinder berichten noch nicht von Panikattacken, weil sie kognitiv nicht weit genug entwickelt sind, um körperlich-physiologische Beschwerden mit starker Bedrohung in Verbindung zu bringen.

Phobische Ängste beginnen hingegen wesentlich früher, auch schon im Säuglingsalter. Vorschulkinder können bereits Angst in Zusammenhang mit bestimmten Ereignissen bringen (Gewitter, Trennung von den Eltern).

Nicht alle kindlichen Ängste haben jedoch phobische Ausmaße. Jedes Kind durchläuft im Alter von etwa 1 bis 4 Jahren eine ganze Reihe von Ängsten – vor Hunden, Dunkelheit oder Trennung von Vertrauenspersonen. In begrenztem Ausmaß gehören diese Ängste zu einer normalen Entwicklung dazu. Mit der Zeit gehen sie bei den meisten durch Gewöhnung an die Angstinhalte von alleine weg.

Anders verhält es sich mit Ängsten, die durch traumatisierende Erlebnisse entstanden sind. Nehmen wir an, ein Kind war im Alter von 5 Jahren bei Glatteis in einen schweren Autounfall verwickelt. Das Familienauto durchbrach ein Brückengeländer und blieb gerade noch hängen. Das Familientrauma hatte bei allen Beteiligten Todesangst ausgelöst und in der Folge wurde viel darüber geredet. Bei einem Kind mit erhöhter Angstsensibilität könnte es zu einer Verknüpfung von Angsterleben mit der schrecklichen Situation (vereiste Straße, Brücke), die vorher neutral war, und zur Entstehung von phobischer Angst vor Glatteis oder vor Brücken oder vor beidem gekommen sein. Das dramatisierende Reden darüber in der Familie könnte re-traumatisierend wirken.

Bei einigen Menschen, vermutlich besonders bei denen, die ein ängstlich-scheues Temperament haben, verändern traumatische Erlebnisse bestimmte neuropsychologische Strukturen im Angstnetzwerk des Gehirns. Durch traumatisches Lernen entstehen Verdickungen und weitere Verzweigungen von Synapsen (Kontaktstellen der Neuronen). Solche kräftigen Bahnungen sind wie „Narben" im Gehirn. Mit bildgebenden Verfahren (wie funktionelles Magnetresonanzimaging fMRI oder Positronenemissionstomographie PET) können sie sichtbar gemacht werden (▶ Abschn. 4.2).

> **Wichtig**
>
> Durch das Bemühen, mit Selbsthilfe oder Therapie die Angst zu bewältigen (therapeutisches Lernen), wird ein weiteres neuronales Erregungsmuster gebahnt, das die Schaltkreise für Angst im Angstnetzwerk aber nur *hemmt*. Das heißt, *Angst kann* abgemildert, aber *nicht gelöscht werden*. Unter starker Belastung können panische und phobische Ängste erneut zum Vorschein kommen. Das gilt inzwischen als gesichert. Es wäre gut, wenn ängstliche Personen dies allmählich

Marginalien:

Angstvorkommen bei Kindern und Jugendlichen

Bleibende „Narben" im Gehirn

2

akzeptieren könnten. Falls Ihre Ängste wiederkehren sollten, lassen sie sich rasch mit den Angstbewältigungsmethoden (► Kap. 3), die Sie erlernen können, in ihre Schranken verweisen.

Ein zerebrales Angstnetzwerk kann schon durch prägende Erlebnisse und traumatisches Lernen im Kleinkind- und Vorschulalter entstehen. In vielen Fällen tritt die Angst dann aber erst viel später – nach chronischer Belastung oder nach einem entsetzlichen Erlebnis im Erwachsenenalter auf. Solche vor langer Zeit geprägten neuropsychologischen Prozesse können mit einer heftigen Stressreaktion neu belebt und intensiviert werden. Einer meiner erwachsenen Patienten hatte mit 5 Jahren den erwähnten Brückenunfall – bei ihm trat jedoch erst wesentlich später, mit 48 Jahren, nach jahrelanger beruflicher Überforderung eine Brückenphobie auf. Nun konnte er nicht mehr über Brücken fahren und war dadurch in der Ausübung seiner Berufstätigkeit (er musste viele Dienstreisen machen) stark beeinträchtigt. In der Therapie erwies sich die spezifische Brücken-Phobie als ungemein beharrlich; er brauchte sehr lange für die „De-Sensibilisierung" und bis er wieder alle Brücken überqueren konnte.

Pubertäre Reifungsprozesse

Mit Beginn der pubertären Reifungsprozesse und den hormonellen, körperlichen und kognitiven Veränderungen erleben Jugendliche vermehrt körperliche Missempfindungen und dies sehr viel bewusster. Sie bringen sie mit spezifischen Emotionen und Bedeutungen in Verbindung, neigen aber auch häufiger zu Fehleinschätzung und Übertreibung. Nehmen wir an, ein 12-jähriges angstsensibles Mädchen erlebt einen durch pubertäre Veränderungen begünstigten Schwächeanfall bei einer Schulfeier in der überfüllten Aula. Die Kreislaufschwäche geht mit panischer (Todes-)Angst einher und hat sie sehr erschreckt. Von nun an belauert sie ihren Körper (erhöhte Selbstaufmerksamkeit) und fokussiert auf physiologische Missempfindungen. Dadurch steigt die Auftretenswahrscheinlichkeit einer Panikattacke. Ausgelöst wird sie entweder 1) durch die körperlichen Reaktionen, die das Mädchen bei der Kreislaufschwäche hatte (körperlicher Auslöser), 2) durch den Aufenthalt in einem großen Raum mit vielen Menschen (situativer Auslöser) oder durch andere Reize in der Angstsituation, z. B. durch ähnliche Geräusche, Gerüche oder eine Beleuchtung wie bei der Schulfeier (angstbesetzte Teile der ursprünglichen Situation) oder 3) durch die Vorstellung davon.

Besonders betroffene Altersgruppen

In der Pubertät sind Kinder und Jugendliche besonders körperbewusst. Das Risiko für Panikanfälle steigt in dieser Entwicklungsphase. Studien zufolge liegt das Alter für *erste Panik-*

anfälle zwischen 14 und 19 Jahren. In der Mehrzahl brechen Panikstörung und Agoraphobie jedoch im Alter von 20 bis 40 Jahren aus. Jüngere und ältere Menschen können ebenfalls Panikattacken bekommen. Untersuchungen zeigen, dass Senioren ab 65 Jahren vergleichbare Ängste haben wie Jüngere. (Sie werden auch in allen Altersgruppen ähnlich behandelt.)

Wichtig

Entgegen allen Erwartungen gibt es bei Panik- und Agoraphobiepatienten keine wissenschaftlich gesicherten Hinweise auf eine besonders schwierige Kindheit, die mit Gewalt in der Erziehung, sexuellen Übergriffen, häufigen Wohnortwechseln oder anderen harten Schicksalsschlägen belastet wäre – bis auf einige Ausnahmen. Die Panikforschung zeigt vielmehr, dass Personen mit Angststörungen (sofern nicht noch weitere psychische Störungen oder Komplikationen vorliegen) weder in ihrer Lebensgeschichte noch in ihrer Persönlichkeit wesentlich auffälliger sind als die Normalbevölkerung. In der Hauptsache disponieren das ängstlich-scheue Temperament und gelernte Fehleinschätzungen von körperlichen Beschwerden zu Panikstörung. Sie wird bei angstsensiblen Personen – unter Belastung – ausgelöst. Schwerwiegende, abnorme Persönlichkeitseigenschaften kommen bei Angstpatienten in der Regel nicht vor.

Meist keine belastete Kindheit, sondern Fehleinschätzungen

Demgegenüber waren Menschen mit mehreren oder komplexeren psychischen Störungen wie Depressionen, gepaart mit sozialer Phobie, psychosomatischer Störung und Persönlichkeitsstörung, häufig jahrelanger Vernachlässigung, seelischen und körperlichen Misshandlungen, psychisch kranken Eltern (mit Psychosen, schweren Depressionen oder Alkoholerkrankungen) ausgesetzt. Patienten, die an einer Angststörung *und* Depression leiden, vor allem wenn die depressiven Verstimmungen bereits *vor* der Angststörung auftraten, berichten ebenfalls mehr von problematischen oder gestörten Familienverhältnissen, Armut und anderen belastenden Lebensbedingungen.

In einigen Fällen lassen sich die Ursachen phobischer oder panischer Angst nicht erhellen, weil sie in einem frühen Entwicklungsstadium aufgetreten sind. Die oben genannten Beispiele (Autounfall und Kreislaufschwäche) zeigen, dass phobische Angst*inhalte* nicht angeboren, sondern durch Extremerlebnisse und traumatisches Lernen entstehen.

Frühes Lernen

2

Angstinhalte sind gelernt

Zusammenfassung
Angstinhalte werden nicht mit in die Wiege gelegt, sondern irgendwann im Leben durch Erfahrung und soziale Modelle gelernt. Voraussetzung dürfte eine spezielle Angstbereitschaft sein, die teils angeboren, teils gelernt wurde. Vermutlich ist jener Elternteil ein besonders einflussreiches soziales Lernmodell, der ebenfalls ein ängstlich-scheues Temperament, wenn nicht sogar eine ausgereifte Angststörung(en) hat. Nicht alle (männlichen) Bezugspersonen sprechen offen über ihre Ängste.

Ich hatte einmal eine Patientin, sie war Studentin, mit einer besonders ausgeprägten Schlangenphobie. Wegen dieser spezifischen phobischen Angst musste sie zeitaufwändige, kilometerlange Umwege um Tierhandlungen und Zoos machen, weil sie sich vor den dort untergebrachten Schlangen fürchtete. Wir haben eine Angstbehandlung durchgeführt, wie sie hier im Buch steht. Zum einen versuchten wir, die verursachenden, auslösenden und aufrechterhaltenden Bedingungen ihrer Angst zu klären. Zum anderen wurde sie ermutigt, Schlangen zunächst auf Fotos und in Filmen zu betrachten und dann die Reptilien im Zoo aufzusuchen (Konfrontation). Wir konnten zwar die Entstehungsbedingungen ihrer Phobie nicht befriedigend klären, kamen aber dennoch gut voran in der Therapie. Erst als sie ihre Phobie bewältigt hatte und bei offenen Reptilienkäfigen der Fütterung von Schlangen aus einem Meter Entfernung beiwohnen konnte, gestand ihr der Vater seine eigene Angst vor Schlangen, unter der er schon jahrzehntelang litt. Er habe sich stets bemüht, die Angst vor seinen drei Töchtern geheim zu halten, und sich oft gezwungen, mit ihnen ins Terrarium zu gehen, um Schlangen anzuschauen. Interessanterweise übernahm nur dasjenige Kind (meine Patientin) seine Angst, das ihm hinsichtlich Einfühlungsvermögen und Angstsensibilität am meisten ähnelte. Unbemerkt spiegelte er ihr vermutlich seine Angst. Das Kind hatte wohl sehr feine Antennen für seine Schlangenangst, litt mit ihm und entwickelte dieselbe Angst.

2.3.2 Gesellschaftlicher Rahmen

Leistungsgesellschaft fordert ihren Preis

In Leistungsgesellschaften sind körperliche und psychische Stärke sowie Erfolge besonders angesehen. Vom Einzelnen werden Vielseitigkeit, Aktivität, Spontaneität und Selbstständigkeit erwartet. Hektik ist an der Tagesordnung und Stressreaktionen nehmen zu. Panikerleben kann als Variante einer Stressreaktion bei dazu disponierten Personen die Folge sein.

Die Verteilung von Angststörungen über die Geschlechter ist nicht symmetrisch: Frauen sind stärker von panischen und phobischen Ängsten betroffen. Deshalb wird immer wieder gefragt, ob Angststörungen nicht eher spezifische Frauenstörungen sind.

Mehr Angst bei Frauen

■ **Weibliche und männliche Lebensführung**

Menschen mit panischen Ängsten gehen ungern Risiken ein. Durch ihr hohes Sicherheitsbedürfnis werden sie ziemlich abhängig von ihren Eltern, Partnern und Freunden. Da Mädchen stärker zu Folgsamkeit und angepasstem Verhalten erzogen werden, sind sie nicht so mutig und eigenständig wie Jungen und vermeiden mehr. Verschiedene Studien belegen einige Unterschiede im *Gesundheits-* und *Stressverhalten* von Frauen und Männern.

Erhöhtes Sicherheitsbedürfnis

Ab der Pubertät werden Mädchen und Frauen durch biologische Veränderungen anfälliger für psychische und psychosomatische Beschwerden als Jungen. Wegen relativ geringfügiger Beschwerden suchen viele öfters einen Arzt auf. Da sie sich häufig unzufrieden mit ihrem Körperbild, mit sich selbst, ihrer Lebensführung und ihrer gesundheitlichen Verfassung zeigen, bekommen sie auch öfters die Diagnose „psychisch gestört" und mehr Psychopharmaka verschrieben als Jungen. Das ändert sich erst sehr viel später im Rentenalter: Nach dem Berufsausstieg ziehen Männer mit psychischen Problemen (häufig sind es Depressionen) und Medikamenteneinnahme nach.

Mädchen und junge Frauen schneiden inzwischen besser in Schule und akademischer Berufsausbildung ab als Jungen und Männer, weil sie anpassungsfähiger, flexibler und leistungsstärker sind. 70 % der Kinder im Förderbereich der Schulen und nur 45 % der Abiturienten sind laut jüngster Shell-Studie Jungen.

Ab dem Berufseinstieg werden Frauen allerdings oft beruflich benachteiligt (geringere Aufstiegschancen, schlechtere Bezahlung). Sie bewerben sich aber auch nicht häufig für Leitungspositionen in Industrie, Politik, Forschung und Lehre.

Berufliche Benachteiligung

Diejenigen Frauen, die neben ihren familiären Pflichten ihre Berufstätigkeit nicht aufgeben wollen, arbeiten mit Rücksicht auf die Familie oft nur in Teilzeit, verlieren im Vergleich zu Männern allmählich an Einsatzbereitschaft und steigen beruflich kaum auf. Angesichts hoher Trennungs- und Scheidungsraten sind viele alleinerziehend und somit übermäßig gefordert und belastet.

Männer und Frauen erleben Stress und Gefühle wie Angst ein wenig unterschiedlich – infolge (neuropsychologisch gesicherter minimaler) Differenzen in der Hirntätigkeit –. Diese kleinen Unterschiede sind komplex und lassen sich auf genetisch vorgegebene Eigenschaften des Gehirns, Lernerfahrungen und Eigenarten des weiblichen Hormonzyklus zurückführen.

Geschlechtsspezifische Hirntätigkeit

2

Auch neurologische und kognitiv-emotionale Prozesse werden in der Pubertät und in den Wechseljahren nachhaltig von weiblichen Hormonen gesteuert. Dann steigt der Östrogen- und Progesteronspiegel an. Viele Mädchen, es dürfte mindestens ein Drittel sein, sprechen nun stärker auf das Stresshormon Cortisol an und reagieren empfindlicher auf Stress, Angst und Schmerzen. In den beiden ersten Wochen des Menstruationszyklus dominiert das Östrogen. Dadurch wird das weibliche Gehirn besonders angeregt, sodass die Mädchen aufgeweckter sind und ein gesteigertes Bedürfnis haben, sich mit anderen auszutauschen. Nach dem Eisprung kommt es zur vermehrten Ausschüttung von Progesteron, woraufhin sie zunächst etwas ruhiger, dann aber gereizter und unkonzentrierter werden. Diese vorübergehenden Veränderungen der Gehirnaktivität sind belegbar und beeinflussen die schulischen bzw. beruflichen Leistungen, Stimmungsverläufe und das Konfliktverhalten etlicher Mädchen und Frauen.

Frauen pflegen Netzwerke im Privatleben gewissenhafter als Männer und nutzen vermehrt *soziale Bindungen und Unterstützung*. In der Angsttherapie zeigt sich, dass ängstliche Frauen im Vergleich zu überängstlichen Männern größere Schwierigkeiten haben, sich Angstsituationen zu stellen. Sie fordern sich in der Mehrheit nicht so entschieden wie Männer. Es fällt ihnen meist auch schwerer, selbstständig und couragiert zu handeln. Bei Panik geraten sie häufiger außer sich, suchen Beistand, flüchten und vermeiden vieles. Im Gegensatz zu Männern gestehen sie sich ihre Angstbereitschaft jedoch meistens ein und kommen auch 3- bis 4-mal häufiger zur Therapie.

Widersprüchliche
Erwartungen an Frauen

Zusammenfassung
Der gesellschaftliche Einfluss auf die Entwicklung der Frauenrolle führt zu höheren Leistungsansprüchen an die eigene Person, aber auch zu mehr Selbstwertproblemen. Frauen sorgen sich mehr als Männer, haben stärkere Sicherheitsbedürfnisse und beschäftigen sich intensiver mit körperlichen Krankheiten und psychischen Problemen. Auch leiden sie stärker unter biologischen Rhythmen und den damit verbundenen Stimmungs- und Leistungsschwankungen. Geschlechtsspezifische Erkenntnisse lassen vermuten, dass Veranlagung und Erziehung Frauen zur Entwicklung von Angststörungen und Depressionen eher prädestinieren als Männer.

Im Gegensatz zu Frauen nehmen Männer – durchschnittlich gesehen – weitaus weniger Vorsorgeuntersuchungen in Anspruch, gehen erst im fortgeschrittenen Stadium einer

Krankheit zum Arzt und lassen seltener Heilbehandlungen oder Rehabilitationsmaßnahmen zu. Unbestritten gibt es auch einige Hypochonder unter ihnen und solche, die unter Krankheitsangst leiden und oft den Arzt aufsuchen. Die meisten Männer gehen mehr in ihrem Beruf auf als Frauen, vernachlässigen die Pflege von außerberuflichen sozialen Netzwerken und haben oftmals nur die Partnerin, um sich bei Bedarf auszusprechen. Männliche Angstpatienten kommen vor allem deswegen in Therapie, weil sie ihre Arbeitsfähigkeit, die für sie identitätsstiftend ist, erhalten wollen. Ab dem Rentenalter – nach Verlust der Erwerbstätigkeit, mit der sie sich (stärker als Frauen) identifiziert haben – klagen sie wie erwähnt vermehrt über psychische und psychosomatische Beschwerden.

Weil Männer häufiger einer besonders schweren und gefährlichen Arbeit nachgehen, weniger den Arzt aufsuchen, vermehrt Arbeits- und Autounfälle haben und Opfer von Gewaltverbrechen sind – so die Ergebnisse der Männerforschung – sterben sie im Schnitt etwa 4 bis 5 Jahre früher als Frauen. In den letzten Jahren haben Männer mit der Lebenserwartung aufgeholt, weil Frauen zunehmend riskanter leben (Nikotin, Alkohol, Ausüben von Männerberufen).

Männer beachten Erkrankungen weniger als Frauen

- **Risikofaktoren für Panik- und Agoraphobiepatienten**

Epidemiologische Untersuchungen zum Vorkommen und Verlauf von Panik und Agoraphobie haben gezeigt, dass Panikpatienten vor dem Ausbruch ihrer Panikstörung demografisch, d. h. in ihrer sozialen und wirtschaftlichen Lebensführung, nicht nennenswert auffällig waren. Im Vergleich zur Allgemeinbevölkerung weisen sie keine höhere Trennungs- und Scheidungsquote auf. Einige hatten oder haben jedoch stoffgebundene Abhängigkeitsprobleme (Alkohol-, Drogen- oder Medikamentenmissbrauch). Angstpatienten rauchen vor und nach dem Ausbruch von Angstanfällen mehr und trinken auch größere Mengen Kaffee als nicht ängstliche Personen.

Früher nicht auffällig

Aus der Panikforschung wissen wir, dass jahrelanger *Alkohol-* oder *Drogenmissbrauch* die Neigung zu Panikattacken erhöht – bei Jugendlichen ist das bereits nach 2 Jahren der Fall. *Nikotin* und *Koffein* führen zur Ausschüttung von Stresshormonen und das führt zu einer milden Sympathikusreaktion (▶ Abschn. 2.2.3). Diese Konsumgewohnheiten sind *Risikofaktoren,* die bei angstsensiblen Personen Panik begünstigen. Nach Ausbruch einer Angststörung steigern Angstpatienten ihren Nikotin- und Koffeinkonsum sogar noch weiter und ernähren sich öfters unzureichend. Durch unregelmäßige Nahrungszufuhr bekommen sie häufiger *Unterzuckerung.* Ein niedriger Blutzuckerspiegel führt zu Kreislaufreaktionen, die sie mit ihrer verfeinerten Wahrnehmung für körperliche Empfindungen argwöhnisch registrieren und dadurch leichter

Weitere Risikofaktoren

2

Zu großer Schongang

in erhöhte Angstbereitschaft geraten (Gesundheitstraining, ▶ Abschn. 3.3).

Die meisten Panikpatienten haben früher gerne *Sport* getrieben, jedoch nach Beginn der Angststörung meist damit aufgehört. Hauptgrund für diese Schonhaltung: Der Körper soll ja nicht überanstrengt werden, um bloß keinen Panikanfall, verbunden mit Angst vor Ohnmacht und Sterben, zu riskieren. Manche hatten schon aus beruflichen Gründen oder zeitlichen Engpässen vor Ausbruch der Panikstörung mit intensivem Sport aufgehört. Daraufhin hat sich ihre körperliche Kondition verschlechtert. Mangels Training ließ die Fitness nach und nun führen bereits geringe Anstrengungen wie Treppensteigen oder Bergrauflaufen zu Herzrasen und Atemnot. Der *Schongang* hat – von ihnen unbemerkt – ihre körperliche Belastbarkeit verringert.

Fazit
Angstpatienten leben nicht sehr gesund.

■ **Angst vor Krankheit und Tod**

Angstthema Sterben und Tod

Wie Untersuchungen zeigen, beschäftigen sich panische und phobische Patienten gedanklich viel mehr mit Katastrophenthemen (Ohnmacht, Krankheit und Sterben) als nicht ängstliche Personen. Mitunter kommen Gedanken mit Todesangst in ihnen auf – aber ohne Selbstmordabsichten. Möglicherweise waren auch noch in jüngster Zeit Sterbefälle zu beklagen. Sterben und Tod ist für die meisten Panikpatienten zum großen Angstthema geworden. Die Katastrophenthematik steuert ihre vorbewussten und bewussten Wahrnehmungs- und Bewertungsprozesse (z. B. von körperlichen Empfindungen) und gibt vielfach Anlass zu Fehleinschätzungen der eigenen körperlichen Befindlichkeit.

Viele Angstpatienten haben sich im Laufe ihres Lebens über den plötzlichen Tod eines Verwandten, Freundes oder Kollegen erschreckt. Einige wurden durch Todesfälle im persönlichen Umfeld erschüttert und tiefgehend geprägt.

Fallbeispiel

Todesfälle im Umfeld

Einer meiner Patienten verlor im Alter von 17 Jahren den Vater durch Herzinfarkt. Nachts sollte er den Arzt holen, doch der war nicht in der Lage zu kommen, da er zu viel getrunken hatte. Vielleicht hätte der Vater noch gerettet werden können. Der Patient litt nicht nur unter dem Verlust des geliebten Vaters, sondern auch unter Schuldgefühlen, weil er ihn nicht retten konnte. Dennoch entwickelte er erst mit 37 Jahren – nach längerer Überlastung am Arbeitsplatz – eine Panikstörung. Sein Angstthema war folgerichtig die Angst vor Herztod. Aufgrund der Traumatisierung im Jugendalter kam zu allem Übel noch ein starkes Misstrauen gegenüber Ärzten hinzu. Jenes tragische Verlusterlebnis hatte ihn nachhaltig geprägt. Beim Aufkommen von Panik war er überzeugt davon, sich nicht auf Ärzte verlassen zu können und genauso sterben zu müssen wie sein Vater. Er ließ sich nur mühsam zu einer kardiologischen Untersuchung bewegen und in der Folge vom Gegenteil überzeugen.

Sterben und Tod machen vielen Menschen Angst. Nur noch wenige werden in ihrem Glauben an ein Weiterleben nach dem Tod in religiösen Glaubensgemeinschaften gestärkt. Aber selbst fromme Menschen, die an ein Weiterleben glauben, entwickeln Panik und Todesangst. Vielleicht liegt es daran, dass wir heute zum Sterben einen größeren Abstand haben als frühere Generationen. Es ist nicht mehr selbstverständlich, dass Angehörige im Familienkreis sterben, da der Umgang mit Sterben und Tod vielfach Krankenhäusern, Hospizen und Beerdigungsunternehmen überantwortet wird.

Tabu von Sterben und Tod

Vielen Menschen erscheint die Welt zunehmend bedrohlich, weil in den Medien zahllose tödliche Katastrophen aneinandergereiht werden. In den Nachrichten überwiegen schreckliche Ereignisse. Krimis, Psycho-, Horror- und gruselige Science-Fiction-Filme haben hohe Einschaltquoten. Es ist denkbar, dass einzelne durch die sich ständig wiederholenden Bilder von Horrorszenarien den gefühlsmäßigen Abstand zu Schrecken und Elend verlieren. Manche wissen in ihrer Erregung nicht mehr, was Wirklichkeit und was Fantasie ist, und fühlen sich nach Schreckensnachrichten oder Horrorfilmen unterschwellig bedroht.

Die Welt als Bedrohung

Die Entwicklung der medizinischen Technologie ist in den Industrienationen unglaublich rasant. Das medizinische Wissen soll sich alle 5 Jahre verdoppeln. Da die meisten Krankheiten medizinisch kontrolliert werden können, ist der Horror vor nicht heilbaren Krankheiten wie Krebs umso größer. Schmerzen beim Zahnarzt und im Kreißsaal müssen nicht mehr sein; dafür gibt es chemische Linderung. Frauen sterben heute nur noch ganz selten bei einer Geburt. Umso größer ist das Entsetzen, wenn es doch geschieht. Weniger Menschen sterben in jungen Jahren im Vergleich zu noch vor drei Generationen oder zu Kriegszeiten. Zudem erreichen immer mehr Senioren ein biblisches Alter. Aus diesen Entwicklungen wird ein gewaltiger Anspruch an Gesundheit abgeleitet. Spielt der Körper bei Angst verrückt, fühlen sich überängstliche Personen existenziell bedroht.

Hoher Anspruch an Gesundheit

Zusammenfassung
Die Bewertungsmaßstäbe für Gesundheit haben sich im Verlauf des vergangenen Jahrhunderts verändert. Zu Kriegs- und Nachkriegszeiten gab es weniger beeinträchtigende

Gesellschaftliche Bedingungen und Panik

2

Angststörungen und Depressionen. Das hatte Emile Durkheim schon im deutsch-französischen Krieg 1870–72 und der Zeit unmittelbar danach beobachtet. In solchen schweren Zeiten müssen sich Menschen existenziell durchschlagen, um zu überleben. Mit zunehmendem Wohlstand und Sicherheit ändert sich das. Unsere Fähigkeit, Krankheiten, körperliche Beschwerden und Schmerzen hinzunehmen, scheint in dem Maße zurückgegangen zu sein, wie der Anspruch, gesund und leistungsstark zu sein, zugenommen hat. Auch dieser Wertewandel trägt wahrscheinlich dazu bei, die Entstehung von panischer und phobischer Angst zu begünstigen.

Halten wir fest: Im soziokulturellen Rahmen sind weibliches Geschlecht und das Tabu von Sterben und Tod Risikofaktoren für Angst.

2.3.3 Angeborene und erworbene körperliche Empfindlichkeiten

Erhöhte körperliche Sensibilität

Panische und agoraphobische Personen haben eine erhöhte Wahrnehmungsbereitschaft für *körperliche Empfindungen*. Sie registrieren sehr viel mehr körperlich-physiologische Regungen als angstfreie Personen. Es gibt Studien, die zeigen, wie viel akkurater Panikpatienten z. B. ihren Herzschlag registrieren als Kontrollpersonen. Insbesondere *mehrdeutige* physiologische Missempfindungen sind für sie bedrohlich, weshalb sie oft zum (Not-)Arzt eilen. Die Mehrzahl der Panik- und Agoraphobiepatienten kommt nicht in psychotherapeutische Behandlung, bevor sie nicht mindestens ein Belastungs-EKG – meistens sind es mehrere – machen ließen: in der Regel ohne krankhaften Befund. (Ängstliche Personen, die eine reale körperliche Erkrankung diagnostiziert bekommen – was eher selten der Fall ist, da panische und phobische Ängste häufiger bei jüngeren Menschen ausbrechen – nehmen es meistens erstaunlich gefasst hin und arbeiten gut mit den Ärzten zusammen.)

Herzpatienten mit Panik

Manchmal kommen körperlich Kranke, z. B. kardiologische Patienten mit Bypass oder Herzschrittmacher *und* einer Panikstörung. Auch ihnen kann mit Verhaltenstherapie gut geholfen werden. Allerdings sollten die Behandlungsschritte, insbesondere Konfrontationsübungen (▶ Abschn. 3.2.4), sorgfältig auf das körperliche Kräftepotenzial des Patienten abgestimmt und klein gestuft vorgenommen werden. Selbst Sport können sie in einer kardiologischen Sportgruppe, in der ein Arzt anwesend ist, machen.

Angeborene erhöhte physiologische Erregbarkeit

Sicherlich ist es ungerecht, Angstpatienten zu unterstellen, sie bilden sich ihre körperlichen Symptome nur ein. Sie registrieren sie empfindsamer. Außerdem zeigen viele Personen, bei denen Panik und Agoraphobie in der Lebensgeschichte vorkam, eine *angeborene Bereitschaft zu erhöhter körperlich-physiologischer Erregbarkeit* (erhöhte Stressreagibilität). Sie ist zwar messbar, aber nicht krankhaft.

Panikpatienten nehmen ihre *Herztätigkeit* (bewusst und vielleicht noch öfters vorbewusst) sensibler wahr als angstfreie Personen. Sie reagieren mit Unruhe auf Herzrhythmusstörungen oder Herzstolpern, die nach Aussagen von Kardiologen jeder Zweite haben soll. Die meisten nicht ängstlichen Menschen nehmen sie gar nicht wahr.

Eine weitere von Angstpatienten häufig geäußerte körperliche Beschwerde ist der *Schwindel*. Die dem Schwindelsyndrom am häufigsten zugrunde liegenden psychischen Probleme sind tatsächlich Angststörungen. Etwa 30 % aller medizinisch diagnostizierten Schwindelzustände sollen psychisch bedingt sein. Schwindel wird auf ganz unterschiedliche Weise ausgelöst.

Im Stehen und besonders deutlich nach raschem Aufstehen (aus dem Sitzen oder Liegen) erleben viele Menschen, insbesondere Panikpatienten, nachweislich einen „orthostatischen" Schwindel, bei dem ihnen schummrig und vielleicht sogar für einen kurzen Moment schwarz vor den Augen wird. Selbst nach erfolgreicher Angstbehandlung ist das noch der Fall. Experten sprechen von einer größeren neurologischen Sensibilität bei vielen Panikpatienten. Bei diesem Schwindel sackt beim Aufstehen vermehrt Blut in die großen Beinvenen ab. Das Herz kann nicht schnell genug für Druckausgleich und konstant hohen Blutdruck im Gehirn sorgen und das ruft Schwindelerleben hervor. Diese neurologische Sensibilität ist völlig harmlos.

Panikpatienten haben häufiger einen besonders empfindlichen Nystagmus, d. h. ein nicht bewusstes Zittern des Augapfels in Form von rasch aufeinander folgenden waagrechten, senkrechten oder kreisenden Bewegungen. Sie erleben dadurch eine größere Abweichung zwischen Augen- und Kopfbewegungen. Es kommt zu unstimmigen Informationen über die räumliche Orientierung und damit zu Schwindelerleben.

Bei einigen Panikpatienten reagieren vermutlich zusätzlich noch Gefäße im Gleichgewichtsorgan (Vestibularsystem im Ohr). Eine starke Gefäßreaktion in diesem Organ begünstigt ebenfalls das Auftreten von Schwindel und Gleichgewichtsschwankungen sowie Bewegungs- und Reisekrankheit. Aus Studien geht hervor, dass Panikpatienten etwas häufiger vestibuläre Störungen und Erkrankungen aufweisen als die Allgemeinbevölkerung.

Ferner können Verspannungen der Nackenmuskulatur Druck auf den Halswirbelbereich ausüben und Schwindel auslösen. Die gleiche Wirkung hat manchmal eine rasche Kopfbewegung. – Schwindel kann schließlich auch noch durch flache Atmung (Hyperventilation, ▸ Abschn. 3.2.5) hervorgerufen werden.

Erhöhte Wahrnehmung der Herztätigkeit

Schwindel

Gefäßmotorische Reaktionen und Schwindel

Nystagmus und Schwindel

Gleichgewichtsstörungen

2

Schwindel und Höhenangst, Reisekrankheit

Die meisten Panik- und Agoraphobiepatienten berichten von Schwindelgefühlen und manche sogar von Gleichgewichtsstörungen mit Übelkeit, sobald sie vom Flugzeug, Hochhaus oder von Brücken in die Tiefe schauen (Höhenangst), schwankende Räume wie Fahrstühle oder Busse betreten oder eine Bootsfahrt machen. Einige Patienten sprechen sogar von „wankenden Straßen", die sie vom fahrenden Auto aus sehen. Bereits kleinste optische Reize können somatische Reaktionen bei körperlich empfindsamen Personen in Gang setzen, die ihr physiologisches Gleichgewicht stören. Um das Vorkommen einer solchen Überempfindlichkeit zu überprüfen, frage ich Panikpatienten gerne, ob sie als Kleinkinder reisekrank waren und ob das vielleicht noch heute der Fall ist. Falls sie sich nicht erinnern, bitte ich sie, ihre Eltern zu fragen. Es ist immer gut, zu wissen, wie der eigene Körper funktioniert.

Hyperventilation

Flache, rasche oder zu tiefe Atmung (Hyperventilation) ist ein weiterer Risikofaktor für Panik. Durch das vermehrte Ausatmen von Kohlendioxyd (CO_2) entsteht Alkalose, bei der es zu einer Überbelüftung der Lunge kommt. Panik- und Agoraphobiepatienten neigen sowohl im Wachzustand als auch im Schlaf zu unregelmäßigen Atemmustern. Bei einigen fallen kleinere Atempausen auf, die vermutlich mit einer Überempfindlichkeit gegen Kohlendioxid zusammenhängen, aber harmlos sind. Derartige Atemunregelmäßigkeiten können auf die Entwicklung von Panikattacken Einfluss nehmen. Wird einem Gesunden hochdosiert Kohlendioxyd zugeführt, bekommt er Sauerstoffmangel und durch den Lufthunger ziemlich sicher einen Panikanfall.

Erweiterung der Gefäße

Die Freisetzung des Stresshormons Adrenalin bei einer Angst- bzw. Sympathikusreaktion führt zu *Gefäßverengung*. Bei starker *Erweiterung der großen Blutgefäße* (Parasympathikusreaktion) entsteht auch ein großer physiologischer Aufruhr, den jedermann als dramatisch erlebt, Angstpatienten jedoch in besonderem Maße. Im Extremfall kommt es nach längerem Hyperventilieren zu *Ohnmacht*. Nicht nur niedriger Blutdruck, sondern auch ungünstige Umwelteinflüsse wie etwa hohe Temperaturen, Schwüle, schlecht gelüftete Räume, Umweltschadstoffe und vieles mehr können Gefäße erweitern. Der Blutdruck fällt ab und das Herz beginnt zu rasen, um den Kreislauf wieder anzukurbeln. Oft haben Betroffene das unangenehme Gefühl, gleich umzukippen. Bei angstsensiblen Personen führt das schnell zu Panik.

Ohnmacht

Aber nur in ganz seltenen Fällen steigert sich eine Gefäßerweiterung bis hin zur Ohnmacht. Gelegentlich kollabieren Menschen auf Massenveranstaltungen oder in überfüllten, schlecht klimatisierten Räumen wie Clubs oder auf Demonstrationen. Sie fallen beileibe nicht aus Angst in Ohnmacht. Vielmehr liegt ein komplexes Zusammenwirken von *mehreren* Faktoren vor, die zu einem Kreislaufkollaps führen (Schlafmangel, Hitze, Drogen- oder Medikamenteneinwirkung, Infektionserkrankung, Zustand nach

einer Operation oder nach heftigen Schmerzen, Menstruations-
probleme usw.). Nach dieser ersten Ohnmacht (oder nachdem sie
beobachtet haben, wie jemand anderes kollabierte) haben ängstliche Personen oft vermehrt Angst, zu kollabieren.

> **Wichtig**
>
> Körperlich gesunde Panik- und Agoraphobiepatienten fallen
> bei panischem Angsterleben *nicht* in Ohnmacht!

Obgleich ein Kreislaufkollaps bei einem Gesunden völlig harmlos ist, haben viele körperlich gesunde Panikpatienten Angst
vor Ohnmacht. Wahrscheinlich befürchten sie, nicht mehr auf-
zuwachen. Genau das Gegenteil ist der Fall: Eine Ohnmacht
ist eine Schutzvorkehrung des Körpers, bei der dem kreis-
laufgeschwächten Körper Blut entzogen wird, um das Gehirn
rascher zu durchbluten und mit Sauerstoff zu versorgen. Entsprechend fühlen sich Betroffene nach dem Aufwachen aus einer
Ohnmacht oft ausgeruht und frisch.

Panikpatienten deuten die körperlichen Symptome der
Angst, die Höchstleistung promoten, genau entgegengesetzt als
Gefährdung und viele von ihnen meinen, sie fallen in Ohnmacht
oder sterben. In Wirklichkeit schützt sie das Panikerleben vor Ohnmacht. Wie bereits dargelegt, besteht eine wesentliche Aufgabe von
panischer Angst (Sympathikusreaktion) darin, den Körper kurzfristig für übermenschliche Leistungen zu rüsten (▶ Abschn. 2.2.3).
Die *Gefäßverengung*, zu der es dabei kommt, macht sie stark und
kämpferisch – und das ist unvereinbar mit Ohnmacht.

Es gibt jedoch eine Ausnahme. Bei Personen mit Angst
vor Blut, Spritzen oder medizinischen Behandlungen (spezifische Phobie) kann schon einmal jemand sein, der von klein
auf dazu neigt, bei Blutabnahme oder anderen medizinischen
Eingriffen umzukippen. Eine solche angeborene Neigung zu
Ohnmacht wird *Synkope* genannt. Ausgelöst werden Synkopen
durch Müdigkeit, langes Stehen, Gedränge, Schmerzen, Stoßen,
Verletzungen, Hunger und medizinische Eingriffe (Blutent-
nahme oder Spritzen). Angst könnte dann bei Personen, die
zu Synkopen neigen, Ohnmacht auslösen, wenn sie sich einer
höchst unangenehmen oder beängstigenden Situation nicht ent-
ziehen können (wegen Körperverletzung, Schamgefühlen oder
verbindlichen sozialen Regeln). Kommt es in einem solchen
Angstzustand, in dem der Körper zu Höchstleistung mobilisiert
ist, nicht zu Muskelaktivitäten und Bewegen, kann der Blutdruck
plötzlich abfallen, woraufhin sie kollabieren. Legen sie sich beim
ersten Anzeichen von Ohnmacht gleich hin, werden sie nicht
ohnmächtig. Ärzte nehmen ihnen deshalb Blut im Liegen ab.

Panik schützt vor Ohnmacht

Blut-, Spritzen- oder
Verletzungsphobie

2

Noch mehr Risikofaktoren

In der Regel haben Menschen mit einer Neigung zu Synkopen keine Angst vor Ohnmacht, weil sie von Kindheit an Ohnmachtszustände als ungefährlich erlebt und gelernt haben, damit umzugehen (bei Anzeichen von Ohnmacht setzen oder legen sie sich hin). Äußerst selten entwickeln sie eine Blut-, Spritzen- oder Verletzungsphobie mit Angst vor Ohnmacht.

Kreislaufunregelmäßigkeiten können durch verschiedene körperliche Krankheiten hervorgerufen, aber auch kognitiv ausgelöst werden. Für Personen, die dazu neigen, ihre körperlichen Symptome (grundlos) als bedrohlich zu bewerten, sind *Kreislaufstörungen* Risikofaktoren für Panikerleben. Kollapsneigung wird außerdem durch eine Reihe von *chronischen Zivilisationskrankheiten* begünstigt (Diabetes, Stromleitungsstörungen am Herzen, Allergien).

Alkohol und Drogen

(Ehemaliger) Alkohol- und Drogenmissbrauch   Es gilt als sicher, dass einige Personen mit reiner Panikstörung (*ohne* Agoraphobie) Alkohol missbrauchen oder das früher getan haben. Die Forschung belegt, dass manche bei panikartiger Angst schnell zum Alkohol greifen, um sich damit zu betäuben. Als gesichert gilt auch, dass regelmäßiger Alkoholkonsum (über mindestens 2 bis 3 Jahre) bei vielen Angstpatienten Panik begünstigt. Weiche und harte Drogen wie Cannabis oder Heroin können ebenfalls heftige Panikanfälle auslösen, regelrechte „Horrortrips".

Asthma

Asthma und andere Erkrankungen der Atemorgane   Bei Atemnot bekommen Asthmatiker Beklemmungsgefühle, die sich manchmal zu Erstickungsangst steigern, insbesondere wenn dabei auch noch hyperventiliert wird. Bei Panikpatienten sollen Atemwegserkrankungen vermehrt vorkommen. Umgekehrt haben Asthmatiker überzufällig häufig Panikstörung.

Rückenprobleme

Rückenbeschwerden   Beschwerden im Halswirbelbereich begünstigen (z. B. bei Schreibtischarbeiten am PC) Schwindel und Gleichgewichtsstörungen. Desgleichen können Muskelverspannungen im Brustwirbelbereich des Rückens auf einen Nerv drücken, der die untere Herzmuskulatur versorgt. Wird dieser Nerv gereizt, kommt es zu Herzschmerzen, die oft in den linken Arm ausstrahlen. Angstpatienten mit solchen Schmerzen befürchten, sie kündigen einen Herzinfarkt an.

Niedriger Blutdruck

Extrem niedriger Blutdruck   geht mit anhaltender Gefäßerweiterung einher. Auch dadurch können gefürchtete körperliche Beschwerden wie Herzrasen oder Schwindel leichter ausgelöst werden.

Diabetes

Diabetes   Zuckerpatienten kollabieren leicht bei Unterzuckerung. Da sie daran gewöhnt sind und die Zusammenhänge kennen, fürchten sie sich im Allgemeinen nicht (mehr) vor Ohnmacht.

Starke Menstruationsbeschwerden Bei einigen Frauen sind hormonell bedingte Symptome, die Panik begünstigen, zu bestimmten Zeiten im Zyklus stärker ausgeprägt – bis zu 6 Tagen vor Einsetzen der Regelblutung, während der Blutung (meist am 2. Tag) oder aber in der Phase des Eisprungs. An solchen Tagen leidet ein Drittel der Frauen unter psychosomatischen Beschwerden. Am häufigsten wird über Menstruationsbeschwerden wie Reizbarkeit, depressive Verstimmungen, Ängste, Bauchkrämpfe und Druckkopfschmerzen geklagt.

Zyklusbeschwerden

Schilddrüsenstörungen Schilddrüsen*überfunktion* führt zu erhöhter Adrenalinempfindlichkeit und ist ein großer Risikofaktor für Angsterleben. Betroffene sprechen von motorischer und psychischer Unruhe, Herzrasen, erhöhtem Blutdruck, Schweißausbrüchen, Durchfällen, Nervosität, Gefühlslabilität und Gewichtsabnahme trotz häufiger Heißhungerneigung. Umgekehrt geht eine *Unterfunktion* der Schilddrüse häufig mit Apathie, depressiven Verstimmungen, Muskelkrämpfen und Gewichtszunahme einher. Daneben gibt es eine Reihe weiterer Schilddrüsenerkrankungen wie Schilddrüsenvergrößerung, Knoten oder Zysten in der Schilddrüse oder Hashimoto, eine Autoimmunerkrankung. Durch eine Fehlregulation des Immunsystems ausgelöst, ist Hashimoto eine chronische Entzündung der Schilddrüse, die überwiegend zu Unterfunktion, zwischendurch aber auch zu Überfunktion führt und allmählich das eigene Schilddrüsengewebe zerstört.

Schilddrüsenüberfunktion

In einer von mir durchgeführten Untersuchung an Panik- und Agoraphobiepatienten hatten immerhin 25 % der 79 befragten Panik- und Agoraphobiepatienten, es waren ausschließlich Frauen, eine gestörte Schilddrüsentätigkeit (im Vergleich zu 6 % der Kontrollpersonen) und mussten regelmäßig Schilddrüsenhormone einnehmen (Thyroxin T4 und Trijodthyronin T3 in Thyriostatika). Fast alle hatten eine Schilddrüsenüberfunktion, einige wenige die Autoimmunerkrankung Hashimoto.

Allergien Allergien sind überschießende Reaktionen des Immunsystems auf eigentlich unschädliche Stoffe (Allergene) wie Pollen, Hausstaubmilben, Schimmelpilzsporen, Nahrungsmittel, Nickel, Medikamentenzusätze oder andere Fremdstoffe (Unverträglichkeitsreaktionen). Allergien gelten als *die* Zivilisationskrankheit Nummer eins, Tendenz steigend. Untersuchungen an Tieren legen nahe, dass Umweltschadstoffe Wegbereiter für solche Überempfindlichkeitsreaktionen des Immunsystems sind.

Allergien

Allergische Reaktionen tragen zur Freisetzung von zahlreichen Substanzen bei – unter vielen anderen auch Stresshormone. Das könnte die Unruhe bei vielen Allergikern während einer allergischen Reaktion erklären. Es gibt eine Vielzahl von allergischen Reaktionen der Haut, der Atemwege, des

2

Magen-Darm-Trakts und Kreislaufsystems (*Gefäßerweiterung mit* Blutdruckabfall und Anaphylaxie – ► Abschn. 4.5). Eine extrem heftige Kreislaufreaktion während einer allergischen Reaktion wird als „Anaphylaxie" bezeichnet (griechisch „Schutzlosigkeit"). Bei einer *anaphylaktischen Reaktion,* die vom Erleben her höchst dramatisch ist und in seltenen Fällen lebensgefährlich sein kann, treten Kloßgefühl im Hals, Druck auf der Brust, Herzrasen, Übelkeit und andere physiologische Symptome auf, *die Paniksymptomen ähneln* (wohlbemerkt, eine anaphylaktische Reaktion ist *keine* Panikattacke). Eine anaphylaktische Reaktion geht auch mit heftiger Todesangst einher. Sie sollte sehr ernst genommen und von Experten (Allergologen) diagnostiziert und behandelt werden (► Abschn. 4.5).

Anaphylaktische Reaktion

Viele Panikpatienten haben ihren ersten Panikanfall „während" oder nach einer anaphylaktischen Reaktion (auf Kontrastmittel, Antibiotika oder Kosmetikzusätze usw.) erlebt. Bei dem traumatisierenden Erlebnis wurde vermutlich das Erleben von Todesangst mit den körperlichen Beschwerden der anaphylaktischen Reaktion verknüpft (Lernen durch klassisches Konditionieren). Treten von da an ähnliche körperliche Symptome auf, kann ein Panikanfall ausgelöst werden. Desgleichen können kognitive Faktoren (die Vorstellung oder Befürchtung eines Angstanfalls, einer anaphylaktischen Schockreaktion oder Ohnmacht) Panikattacken triggern. In der oben erwähnten Studie fanden wir Allergien leichteren bis mittleren Ausmaßes bei sage und schreibe 70 % der befragten Panik- und Agoraphobiepatienten – im Vergleich zu nur 28 % in der Kontrollgruppe.

Fehlinterpretation von körperlichen Symptomen

Zusammenfassung
Panik- und Agoraphobiepatienten beobachten körperliche Empfindungen mit großer Sorge und bewerten sie je nach dominierendem Angstthema („Ich könnte umfallen", „sterben", „durchdrehen" oder „als verrückt auffallen"). Mit dem für sie typischen Hang zu negativer Selbstbeobachtung und Fehlinterpretationen deuten sie unbehagliche Körperreize als Angstsymptome und geraten in den Teufelskreis der Angst. Panik- und Agoraphobiepatienten sind nicht nur außerordentlich empfänglich für die Wahrnehmung von körperlichen Missempfindungen. Sie erinnern sich auch mehr daran als angstfreie Personen. Der Kern ihres Angstproblems ist somit das überempfindliche Registrieren von körperlichen Beschwerden, die sie bewusst oder unbewusst als Vorboten von Krankheit, Tod oder Wahn bewerten.

2.3.4 Stress – Ein „psycho-neuro-endokrino-immunologisches" Zusammenspiel

Belastungen spielen bei jeder körperlichen und psychischen Erkrankung – auch bei Angststörungen – im Allgemeinen *keine verursachende,* aber eine auslösende und aufrechterhaltende Rolle. Ereignisse und Erlebnisse, die als nicht kontrollierbar oder als sozial besonders bedeutungsvoll bewertet werden, lösen eine körperliche und eine psychologische Stressreaktion aus, die mit Vermeidungs- oder Kampfverhalten einhergeht. Personen mit ängstlich-scheuem Temperament werden unter Belastung empfänglicher für Angstreaktionen und für psycho-neuro-endokrino-immunologisches Erleben, denn angesichts einer (vermeintlichen oder echten) Gefahr kommt es zur Aktivierung der entsprechenden neuronalen Schaltkreise im Gehirn: Die Angstschwelle wird gesenkt und Angst ausgelöst.

Aus dem psycho-neuro-endokrino-immunologischen Forschungsbereich, der das Zusammenspiel von Zentralnervensystem (Neuropsychologie), Hormonsystem (Endokrinologie) und Immunsystem (Immunologie) untersucht, ist bekannt, dass Gesundheit (ebenso wie Angstfreiheit) ein störungsfreies Zusammenspiel dieser Körpersysteme voraussetzt.

Die genetische Ausstattung des Menschen weist den Neuronen (Nervenzellen) im Gehirn die besondere Aufgabe zu, mittels Botenstoffen (Neurohormonen) die Kommunikation zwischen Zentralnervensystem, Hormonsystem und Immunsystem zu steuern (▶ Abschn. 4.2). Zahlreiche Zellen der neuroanatomischen Verbindungen zwischen den drei Körpersystemen haben Bindungsstellen für Stresshormone (Adrenalin, Noradrenalin und Cortisol). Alle drei Systeme können diese Botenstoffe auch biochemisch herstellen und entsprechende Regelkreise bilden.

Nach langjährigem Stress kommt es zu neuropsychologisch belegbaren Veränderungen in Denken, Fühlen und Handeln. Psychischer Stress wie Einsamkeit, Trauer oder anhaltende Angst kann z. B. die körpereigenen Abwehrkräfte herabsetzen („Kummer macht krank") und hormonelle Störungen wie Menstruationsbeschwerden oder Schilddrüsenüber- bzw. -unterfunktion herbeiführen. Umgekehrt können Psychotherapie, medikamentöse Behandlung und Gesundheitsverhalten neuronale und synaptische Bahnungen und Schaltkreise stärken (▶ Abschn. 4.2).

Stress ist insofern ein schwammiger Begriff, als er sowohl körperliche und psychische Belastungen wie auch die Reaktionen darauf umfasst (meistens Sympathikusreaktionen). Die Stressreaktion Panik wird von Stresshormonen gesteuert. Während eines spontanen Panikanfalls kann eine (bis auf das 10-fache) Erhöhung des Adrenalinspiegels im Blut (und eine Zunahme des Cortisolspiegels im Speichel) nachgewiesen werden. Stress-

Stress senkt die Angstschwelle

Psycho-neuro-endokrino-immunologie

Stressreaktion Panik

hormone fördern zwar erhöhte Wachsamkeit für Gefahr und verbessern die Orientierung und Kontrolle in einer Angstsituation. Aber sie schalten die für zielgerichtetes Verhalten zuständige Hirnregion (Vorderhirn – ▶ Abschn. 4.2) aus, sodass unter Stresshormonausschüttung vermehrt der Gewohnheit entsprechend gehandelt wird. Adrenalin und Noradrenalin bereiten den Körper auf Kampf oder Flucht vor. Cortisol trägt (in ähnlicher Weise wie Drogen oder Nikotin) dazu bei, das euphorisierende körpereigene Rauschmittel Dopamin freizusetzen und bremst außerdem die Aktivität von Immunzellen.

Schicksalsschläge und wichtige Lebensereignisse stellen Belastungen dar und begünstigen Stressreaktionen. Sobald wir andere Personen in stressigen Situationen beobachten, wird Cortisol freigesetzt versetzt die Person in Alarmbereitschaft. Unter dauerhafter Belastung kommt es langfristig zu erhöhter Reizbarkeit, Nervosität und am Ende vielleicht zum Burn-out.

Akute Belastungen

Akuter Stress belastet kurzfristig, z. B. eine Prüfung, eine Sturmkatastrophe, Vergewaltigung, ein Überfall, plötzlicher Todesfall, die Geburt eines Kindes oder der Tag nach einer Nacht mit viel Alkoholkonsum. Solche stressigen Ereignisse rufen körperliche Beschwerden hervor, die manchen angstsensiblen Personen bedrohlich erscheinen. Akute Belastungen führen nachweislich zur Schwächung der Immunabwehr. So unterdrückt eine Schlaflosigkeit von 48 h das Immunsystem bereits bis zu 5 Tage; das lässt sich anhand der Zu- oder Abnahme von Immunparametern im Blut nachweisen (T-Helferzellen, Killerzellaktivität oder Antikörperspiegel).

Chronische Belastungen

Chronischer Stress hält demgegenüber länger an und führt oft zu Erschöpfung. Der Organismus ist dann anfälliger für physiologische Erregung und Erkrankungen aller Art. Ich frage meine Panikpatienten regelmäßig nach Belastungen, die sie vor Ausbruch der Angststörung hatten. Dabei ist nicht wichtig, was ich für Stress halte. Entscheidend ist, was der Angstpatient subjektiv als belastend empfindet. Der Organismus erträgt Stress – Studien zufolge – über Monate bis zu 1½ Jahren. Dann kommt es aber zur Erschöpfungsphase und vermehrt zu Stressreaktionen. Einige Menschen reagieren bei Stress mit „Panik", andere mit Migräneattacken, Magengeschwür, Hautbeschwerden, Burn-out oder depressiven Verstimmungen. Wie im Gesamtmodell der Panik in ◼ Abb. 2.4 zu sehen ist, gibt es unterschiedliche Stressoren, die Panik auslösen und aufrechterhalten können.

Meistens kommt es zu einer Summierung von verschiedenen Belastungen. Es sind nicht immer nur psychische Stressoren, wie die folgende Aufzählung zeigt.

Körperliche Stressoren

Einmal gibt es körperliche Stressoren wie
- Infektionskrankheiten und Operationen,
- chronische Krankheiten,
- Schwangerschaft, Niederkunft, Stillzeit,
- Behinderungen nach Arbeits- oder anderen Unfällen usw.

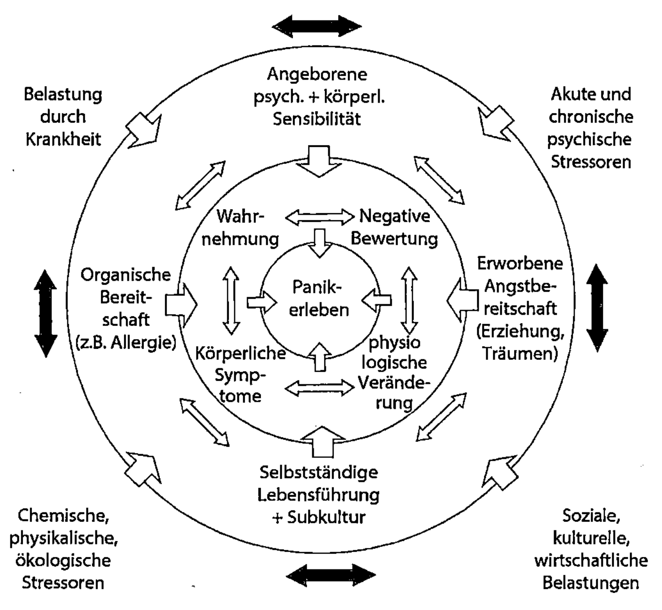

◘ Abb. 2.4 Modell der Panik

Zu den ökologischen Belastungen, die wir meist nur vorbewusst wahrnehmen und auch nur vereinzelt beeinflussen können, gehören

Umweltbelastungen

- Kontamination von Luft, Wasser, Erde, Schadstoffe in Wohnungen, Zigarettenrauch, Parfums, überheizte Luft, Schimmelpilzsporen in Klimaanlagen usw.
- Witterungs- und Luftdruckschwankungen, Feuchtigkeit (Schwüle), Trockenheit usw.

Unter sozio-kulturelle und wirtschaftliche Stressoren fallen Lebensveränderungen wie auch überhöhte Anforderungen, insbesondere

- Umzug, Arbeits- und Schulwechsel,

Soziale Belastungen

- Probleme am Arbeitsplatz (Angst vor Kündigung oder dem Chef, Leistungsdruck, Schichtarbeit, Nichtbeförderung),
- soziale Probleme (Ausländerhass, Obdachlosigkeit, Armut),
- negative Nachrichten in den Medien (Naturkatastrophen, Krieg, Terrorakte, Kriminalität, Flugzeugabsturz, Krankheit oder Tod von Prominenten),
- Verlust an Orientierung und Glauben (obwohl ein fester Glaube nicht immer Garant für Angstfreiheit ist – Studien zeigen, dass Menschen, die sich vor Gott besonders fürchten und sich klein und sündig fühlen, häufiger Todesangst und Panikstörung haben).

2

Sozio-psychische
Belastungen

Ferner belasten einschneidende kritische Lebensereignisse wie
- Trennung durch Tod, Scheidung,
- Partnerprobleme, Liebeskummer,
- Erziehungsschwierigkeiten,
- Pflege von schwer kranken Angehörigen,
- chronische Arbeitslosigkeit,
- Zeitdruck, Perfektionismus und Versagensangst,
- wichtige bevorstehende Lebensereignisse (Loslösung vom Elternhaus, Heirat, Geburt eines Kindes – manchmal schlägt freudige Erregung auch in Angst um, Berentung, usw.),
- extrem brutale Erlebnisse wie sexueller Missbrauch und andere Gewalttaten.

Die negative Wirkung von Stress auf unser Wohlbefinden ist uns oft nicht richtig bewusst. Besonders belastend ist *der* Stress, der sich nicht oder nur unzureichend von uns kontrollieren lässt. Verlusterfahrungen machen am meisten zu schaffen, vor allem wenn sie völlig unerwartet auftreten und uns erschrecken, z. B. ein Unfalltod oder eine tödliche Krankheit.

Der Verlauf einer Stressreaktion ist immer einzigartig und nicht vorhersehbar, weil jeder Mensch
- in seiner Lebensgeschichte individuell unterschiedliche Erfahrungen im Umgang mit Stress gemacht hat,
- ein individuelles Bewältigungsverhalten entwickelt hat,
- über unterschiedliche persönliche Reserven und Ressourcen verfügt und
- mehr oder weniger Hilfe von anderen erfährt.

Können wir bevorstehende Belastungen erkennen, gelingt es uns auch eher, dafür Problemlösungen zu überlegen und Vorkehrungen zu treffen, um damit fertig zu werden (► Abschn. 3.3.3).

Panikpatienten bewerten
Stress negativer

Definition

Panikattacken sind höchst dramatisch verlaufende Alarmreaktionen auf belastende Lebensumstände.
Daran beteiligt sind die drei wichtigen Körpersysteme: Zentralnervensystem, Hormonsystem und Immunsystem.
Nach dem ersten Panikanfall verselbstständigt sich oft schon die Angst und hält beharrlich an, selbst wenn die Belastungen nicht mehr bestehen. Personen mit panischer und phobischer Angst sind nicht mehr Stress ausgesetzt als die Normalbevölkerung. Sie bewerten ihn jedoch negativer. Weil sie ein hohes Sicherheitsbedürfnis haben, deuten sie vor allem jene Belastungen, die in Zusammenhang mit körperlicher und psychischer Gesundheit stehen, als verheerende Ereignisse.
Mit der Zeit weichen sie immer mehr Angstsituationen aus.

2.4 Zusammenfassung

Panikzustände sind heftige Stressreaktionen. Betroffene erleben sie als bedrohlich und fürchten sich insbesondere vor den Auswirkungen körperlicher Missempfindungen (Herzrasen, Luftnot, Schwindel). Sie befürchten, ihnen stoße gleich etwas Entsetzliches zu (Ohnmacht, Tod, Wahnsinn oder Blamage). Panikanfälle treten meistens im Verbund mit anderen Angststörungen auf, am häufigsten mit Agoraphobie.

Kommt es wiederholt zu Panikattacken und der quälenden Befürchtung weiterer Angstanfälle (Erwartungsangst), liegt eine *Panikstörung* vor. *Erwartungsangst* ist oft *stärker* als das Angsterleben in der realen Angstsituation. Schon aufgrund von „Angst vor der Angst" werden gefürchtete Situationen gemieden. Wird mehreren Angstsituationen ausgewichen, liegt eine *Agoraphobie* vor. Agoraphobische Angstsituationen sind offene, *weite* oder *einengende* Räume, Menschenansammlungen, Alleinsein oder Entfernen von zu Hause. Vermeidungsverhalten hält die Angstbereitschaft aufrecht. Panikattacken treten auch bei spezifischer Phobie, sozialer Phobie, generalisierter Angststörung Zwangsstörung, posttraumatischer Belastungsstörung oder schwerer Trauerreaktionen auf. Depressive . Verstimmungen kommen manchmal mit der Zeit als Folge der Angststörung hinzu.

Die Beschwerden bei einer Panikattacke sind überwiegend körperlicher Natur (Herzklopfen, Kloßgefühl im Hals, Schwindel, Zittern usw.) und die meisten Panik- und Agoraphobiepatienten fühlen sich auch körperlich bedroht. Das genaue Katastrophen-Thema hinter ihrer Angst ist den meisten nicht bewusst – am häufigsten Angst vor Ohnmacht und schwerer Krankheit, speziell vor Herz- oder Erstickungstod. Einige befürchten den Verlust der Kontrolle über ihre geistige Zurechnungsfähigkeit. Das Angstgefühl hat drei Erlebnisebenen, die

- physiologische (Herzrasen, Schwindel, Luftnot etc.),
- kognitive („Ich bekomme einen Herzinfarkt", „Ich ersticke", „Ich schnappe über") und
- motorische Ebene (zittrige Stimme, Beben, Verkrampfung).

Die Folge auf das Angsterleben sind oft Flucht, Weglaufen, Hilferufe (Verhaltensebene).

Ein Angstanfall kann auf jeder Ebene ausgelöst werden. Die Angst greift dann auf die anderen Ebenen über und schaukelt sich in den Teufelskreis der Angst hoch.

- Panische und phobische Ängste treten bereits im Kindes- und Jugendalter auf, am häufigsten jedoch in den 20er und 30er Jahren. Unbehandelt bleiben Ängste in der Mehrzahl bis ins hohe Alter bestehen. Frauen bekommen häufiger Angststörungen als Männer und gehen auch öfters in Therapie. Panik- und Agoraphobiepatienten haben im Vergleich zu

2

Patienten mit anderen psychischen Problemen meist keine extrem belastete Kindheit erlebt.

- Risikofaktoren für Panikerleben sind:
  - ängstlich-scheues Temperament mit den Persönlichkeitseigenschaften Verhaltenshemmung und erhöhte Bereitschaft, körperliche Symptome vermehrt wahrzunehmen (Angstsensibilität),
  - ängstliche Elternmodelle,
  - Trennungsangst im Kindesalter,
  - gesteigerte physiologische Erregbarkeit (z. B. unter Stress),
  - Neigung zu dramatisch negativer Bewertung von körperlichen Symptomen,
  - Angst vor schwerer Erkrankung und Tod,
  - weibliches Geschlecht,
  - ungesunde Lebensführung (kein Sport oder Entspannung, zu viel Nikotin, Koffein und Süßigkeiten),
  - Alkohol- und Drogenmissbrauch (Alkohol- bzw. Drogenkonsum und Panikneigung beeinflussen sich gegenseitig),
  - akute und/oder chronische Stressoren,
  - (Zivilisations-)Krankheiten wie Allergien, Schilddrüsenerkrankungen, Rückenleiden, Diabetes etc.

■ Wie entsteht eine Angststörung?

Nehmen wir an, eine von Geburt an angstsensible Person mit ängstlich-scheuem Temperament erlebt unter starker Belastung einen Schwächeanfall, der mit heftigen körperlichen Symptomen (Herzrasen, Atemnot, Schweißausbruch, Übelkeit) und panischer Angst einhergeht. Da die Ursachen und Auslöser der Angst für sie nicht erkennbar sind, fühlt sie sich gesundheitlich bedroht. Bei wiederholten Arztbesuchen können die Mediziner nichts Krankhaftes finden.

In zahlreichen Fällen verstört und traumatisiert bereits ein einziger Panikanfall. Die betroffene Person erlebt Erwartungsangst und fürchtet sich von nun an vor weiteren Panikattacken („Angst vor der Angst"). Sie registriert jeden kleinsten Hinweis auf Angst – so wie jemand, der hungrig ist, auf Anhieb jeden Bäcker oder Imbiss auf der Straße sieht. Die negative Selbstaufmerksamkeit und der Argwohn dem Körper gegenüber lösen immer wieder Angst aus. Allmählich kommt es gewohnheitsmäßig zu Angsterleben.

Häufig ist die Angst mit einer harmlosen Situation, in der sie aufgetreten war, verknüpft oder mit Teilen davon, z. B. mit der Enge dort, den Gerüchen, Lichtverhältnissen oder Geräuschen. Es ist denkbar, dass in Zukunft das Aufsuchen der Situation, das Wahrnehmen einzelner bedrohlicher Momente der Angstsituation oder nur die Vorstellung davon Angst hervorruft. Um der Panik zu entgehen, werden

Angstsituationen zunehmend gemieden, weil die Angst dann sofort zurückgeht – zumindest für den Augenblick. Langfristig kommt sie dafür häufiger und verfestigt sich, denn die ängstliche Person erfährt ja durch ihr Vermeiden nicht, dass die Angstsituation in Wirklichkeit ungefährlich ist und es nicht zur Katastrophe kommt. Mit dem Vermeidungsverhalten weitet sich die Panikstörung zu einer Agoraphobie aus. In Härtefällen können Betroffene das Haus nicht mehr alleine verlassen und arbeiten gehen.

Wichtig

Panikstörung und Agoraphobie lassen sich mit Verhaltenstherapie und auch in Selbsthilfe behandeln (► Kap. 3 und 4). Mit der Bewältigung der Angst können Betroffene wieder ein psychisches Gleichgewicht erlangen, gesünder leben und zufriedener werden.

Bewältigung der Angst

© Springer-Verlag GmbH Deutschland, ein Teil von Springer Nature 2020
S. Schmidt-Traub, *Angst bewältigen*, https://doi.org/10.1007/978-3-662-61122-7_3

3

3.1 Überblick über die Vorgehensweise zur Angstbewältigung

Angst lässt sich überwinden

Sie leiden an Panikzuständen oder an phobischen Ängsten? *Die lassen sich überwinden!* In diesem Teil des Buches werden Sie angeleitet, wie Sie Ihre Angst in den Griff bekommen können. Erforderlich sind Mut und die Bereitschaft, regelmäßig zu üben.

Gefühlsregulation

Finden Sie heraus, wie Sie gewohnheitsmäßig vorgehen, um Ihre Angst einzudämmen. Vermeiden Sie die Angst, versuchen Sie, sie zu unterdrücken, machen Sie sich Sorgen und grübeln viel über Ihre Ängste? Das sind keine geeigneten Vorgehensweisen, um unerwünschte Gefühle abzuschwächen, denn sie lindern die Angst überhaupt nicht oder nur für kurze Zeit, verschlimmern sie aber auf längere Sicht. Oder bemühen Sie sich, die Angst in einem anderen Licht zu sehen und neu zu bewerten, („Angst macht nicht krank"), sie zu akzeptieren und das Angstproblem konstruktiv zu lösen? Wenn ja, dann sind Sie mit Ihrer Gefühlsregulation auf dem richtigen Weg und sollten ihn konsequent fortsetzen.

Angst nicht weiter bestimmen lassen

Sofern eine nicht länger als ein halbes Jahr zurückliegende *gründliche medizinische Untersuchung* ergeben hat, dass Ihre Angstzustände keine organische Grundlage haben und Sie auch nicht herz- oder lungenkrank sind, können Sie sich ganz unbedenklich Ihrer Angst stellen, um sie los zu werden. Menschen mit Herz- und Atemwegsproblemen müssen nur etwas behutsamer vorgehen. Für die Bearbeitung von psychischen Problemen gibt es keine Patentrezepte mit Erfolgsgarantie. In der kognitiven Verhaltenstherapie wurden jedoch verschiedene Vorgehensweisen entwickelt, die es Ihnen im Alleingang ermöglichen, *die Angst zu bewältigen.* Ziel ist, sich von der Angst nicht länger gängeln zu lassen und trotz der Angstbereitschaft wieder zu einer Lebensführung zu finden, die *Sie bestimmen* und *nicht die Angst.* Voraussetzungen dafür sind:

- die sorgfältige Lektüre des ▶ Kap. 2, damit Sie über panikartige Angst und ihre verursachenden, auslösenden und aufrechterhaltenden Bedingungen im Bilde sind, und
- Ihre Bereitschaft, ausgiebig zu experimentieren und die Angst mit ihren Höhen und Tiefen zuzulassen und auszuhalten.

Vertrauen in Körper und Psyche

Das ist natürlich leichter gesagt als getan. Der Weg ist lang, aber durchaus begehbar. Die Lernforschung zeigt, dass alle, die bereit sind, regelmäßig und gezielt am Angstabbau zu arbeiten, in erstaunlicher Weise die Schaltkreise für Angst im Gehirn (▶ Abschn. 4.2) hemmen können. Versuchen Sie es doch!

Allmählich werden Sie Ihre körperlichen Symptome, die Sie heute noch beunruhigen und in Angst versetzen, völlig anders betrachten, nämlich als gesundes Geschehen, das Ihnen als Alarmzeichen bei Überlastung dient. Mit dieser Sicht der Funktion von Angst, geraten Sie nicht mehr so leicht in den Teufelskreis der Angst. Zu einem späteren Zeitpunkt entwickeln Sie auch wieder mehr Vertrauen in Ihren Körper und Ihre mentalen Prozesse.

Im Folgenden finden Sie einen Überblick über die wichtigsten Vorgehensweisen beim Angstabbau, die dann in den weiteren Kapiteln erläutert werden. Auf der Symptomebene können Sie auf allen drei Ebenen des Angstgefühls ansetzen. Ein besonders wichtiges Ziel ist, dass Sie am Ende nichts mehr aus Angst vermeiden.

Möglichkeiten der Angstreduktion auf der Symptomebene

- Kognitive Ebene der Angst
    - Gehen Sie mit voller Kraft und Courage an die Angstbewältigung heran: Spornen Sie sich an, indem Sie viel über Angst in Erfahrung bringen. Mit mehr Wissen entwickeln Sie auch mehr Sicherheit und das Zutrauen, die Angst zu bewältigen.
    - Zuerst beobachten Sie Ihre Angst genau, damit Sie erkennen, was Ihre Angst auslöst, nach welchen Sicherheitssignalen Sie Ausschau halten und wie die Angst verläuft.
- Nehmen Sie eine andere Perspektive ein, aus der Ihre Angstsymptome ihre bedrohliche Schärfe verlieren. Bewerten Sie Ihre körperlichen Empfindungen beim Angsterleben nicht mehr nur aus dem Bauch heraus, sondern so realistisch wie möglich. Erklären Sie sich Ihre Angst als Stressreaktion, Sympathikusaufruhr und Alarmsignal. Panik ist ein Zeichen für Überforderung. Denken Sie auch an die eigentliche Aufgabe von Angst: Sie rüstet den Körper für Höchstleistung, um Gefahren zu bewältigen. Ein Angstzustand schwächt Sie also nicht, ganz im Gegenteil: Bei Angst werden enorme Energien freigesetzt und Sie könnten Bäume ausreißen. (Nur werden sie bei unbegründeter Angst zu wenig abgerufen und genutzt – außer zur Flucht). Verhaltensebene der Angst
    - Konfrontieren Sie sich mit der Angst: Gehen Sie in Ihre Angstsituationen hinein – Schritt für Schritt, zunächst in leichtere Angstsituationen, dann in solche, die Ihnen mehr Angst machen. Geben Sie allmählich alle Sicherheitsvorkehrungen auf. Das Ziel ist, sich nicht weiter von der Angst einschüchtern zu lassen und nichts mehr zu vermeiden. Wenn Sie bei der

3

Konfrontation „der Gefahr ins Auge sehen", werden Sie die Erfahrung machen, dass überhaupt nichts Fürchterliches geschieht, außer dass Sie in Erregung geraten. Konfrontation mit der Angst ist die wichtigste Vorgehensweise zur Überwindung der Angst. Rufen Sie das panische Angstgefühl möglichst täglich hervor und halten es aus, bis allmählich eine neue Gewohnheit entsteht: Keine Angst zu bekommen.

- Um es sich zu Beginn die Konfrontationsübungen zu erleichtern, können Sie beim Aufkommen von Angst Ihre Aufmerksamkeit von der negativen Selbstbeobachtung und den Angstgedanken abziehen und auf neutrale Dinge in der Umgebung richten. Sie können auch konzentriert Bauchatmung machen. Mit der Lenkung Ihrer Aufmerksamkeit fangen Sie das Hochschaukeln der Angst auf und stehen die Angstsituationen leichter durch.
- Nach einiger Zeit werden Sie allen Angststärken, selbst Panik der Stufe 8 bis 10, standhalten können. Denn das wiederholte Durchleben der Panik liefert Ihnen den Beweis, dass Ihre Angst nur unangenehm, aber nicht gefährlich ist. Allmählich, das dauert aber, werden Sie auch daran glauben können.

— Körperliche Ebene der Angst
- Integrieren Sie Gesundheitsverhalten in Ihre Lebensführung: Beginnen Sie (wieder) mit Sport, um sich fit zu halten. Lernen Sie Entspannung, z. B. Progressive Muskelentspannung (▶ Abschn. 4.5). Achten Sie auf ausreichend Schlaf, ernähren Sie sich vernünftig und unternehmen Sie (wieder) Dinge, die Ihnen Freude machen. Das stärkt Ihre Kondition und Lebensfreude. Es macht Sie auch widerständiger gegenüber Stresserleben.

Angstbewältigungsschritte dosieren

Zugegeben, die Angstbewältigungsschritte sind zu Beginn der Selbsthilfe anstrengend. Wählen Sie beim graduierten Vorgehen die Größe Ihrer Schritte entsprechend Ihrem persönlichen Kräftehaushalt. Erwarten Sie nicht, dass Sie regelmäßig und gleichbleibend Fortschritte machen: Mal kommen Sie mehr, mal weniger voran – je nachdem, ob Sie einen „guten" oder „schlechten" Tag haben. An schlechten Tagen wachen Sie vermutlich schon morgens mit Unruhe und innerer Anspannung auf. Das kennen Sie sicherlich.

Um weniger anfällig für panische und phobische Angst zu sein, wäre es gut, Sie würden Ihr Leben so stressarm wie möglich gestalten. Künftigen Belastungen und Stressreaktionen können Sie auf folgende Art vorbeugen:

- *Lebensplanung:* Suchen Sie sich neue Herausforderungen in Beruf, Freizeit oder Familie, um Ihrem Leben mehr Sinn zu geben.
- *Stressmanagement:* Versuchen Sie, Probleme frühzeitiger zu erkennen und zu lösen, damit sie nicht überhandnehmen und zur Dauerbelastung werden.
- *Selbstbehauptung:* Lernen Sie, sich besser gegenüber Nahestehenden und Kollegen abzugrenzen und leichter Nein zu sagen, Wünsche zu äußern, Kritik zu üben und anzunehmen.

> **Wichtig**
>
> Studien zufolge sind die therapeutischen Wirkungen bei Angstpatienten größer, wenn sie schon *gleich zu Beginn der Behandlung besonders engagiert* bei der *Veränderung von Angstgedanken* vorgehen, vor allem bei der *Konfrontation.* Sie gewinnen erheblich an Selbstbewusstsein, wenn Sie die Angstbewältigung aktiv angehen und durchhalten. Durch laufende Konfrontation können Sie Ihr Vermeidungsverhalten in einigen Monaten vollständig abbauen, das Angstnetzwerk im Gehirn hemmen und sich nach 1 bis 2 Jahren daran gewöhnen, kaum mehr oder gar keine Angst zu haben. Schaffen Sie das, dann werden Sie in der Lage sein, sich durch jede andere knifflige Lebenssituation durch zu boxen.

3.2 Angstbewältigung Schritt für Schritt

3.2.1 Genaue Beobachtung der Angst

Die Beobachtung von Auslöser und Verlauf der Angstanfälle führt nicht nur zu einer veränderten Sicht der Panik. Gezielte Beobachtung hat bereits eine entlastende Wirkung.

Beachten Sie, wann und wodurch ein Panikanfall ausgelöst wird, wie lange er anhält, welche Symptome dabei auftreten, wie intensiv die Angst ist, welche negativen Gedanken damit einhergehen und was danach kommt. Es ist unmöglich, diese Fragen aus dem Gedächtnis zu beantworten. Sie sehen klarer und präziser, wenn Sie Ihr Angsterleben einige Tage schriftlich beobachtet haben. Zur besseren Übersicht und aus Gründen der Zeitersparnis eignet sich die Tabellenform als Angsttagebuch.

Beobachtung ist genauer als die Erinnerung

3

Tabellarisches Angstprotokoll

Vielleicht protokollieren Sie abends vor dem Zubettgehen die Angstanfälle oder wann immer Sie einen ruhigen Moment haben. Bestimmt halten Sie dieses Vorgehen 1–2 Wochen durch (an Werktagen *und* am Wochenende). Es wäre gut, Sie würden das Protokollieren darüber hinaus fortsetzen, weil Sie anhand Ihrer Aufzeichnungen Ihre Fortschritte beim Angstabbau sehr schön verfolgen können. Ein Beispiel für ein solches Panikprotokoll finden Sie in ◘ Tab. 3.1, in der eine 29-jährige Frau ihr Angsterleben festgehalten hat.

Dauer und Intensität der Angst

Für die Selbstbehandlung ist Ihre Einschätzung der *Dauer* und *Intensität* Ihrer Angst sehr wichtig. Wahrscheinlich kommt Ihnen der Panikanfall länger vor, als er in Wirklichkeit ist. Schauen Sie genau hin, wie lange er anhält. Bei den meisten dauert er 5–15 min., schlimmstenfalls eine halbe Stunde. Länger andauernde Angstzustände sind im Allgemeinen nicht durchweg heftig und aufwühlend, sondern flachen zwischendurch immer wieder etwas ab und steigen erneut an.

Angstanstiegszeit

Achten Sie ferner darauf, wie lange es dauert, bis Ihre Angst zum *Höhepunkt* kommt. Die meisten Menschen erreichen die Spitze des Angsterlebens nach 1½ min. Der Panikgipfel stellt sich

◘ Tab. 3.1	Angstbeobachtung					
Datum	**Dauer Uhrzeit von–bis**	**Situation (Auslöser)**	**Intensität 1 (schwach)– 10 (Panik)**	**Paniksymptome**	**Negative Gedanken wortwörtlich**	**Was folgt?**
05.06.	9.45–10.05	Supermarkt (stehe in der Schlange)	9	Schwindel, Atemnot, Druck auf der Brust, Herzrasen	„Ich kollabiere; schrecklich, was denken die Leute! Ich muss hier weg!"	Ich lasse alles stehen und renne hinaus!
07.06.	17.15–17.35	Straßenbahn (auf dem Weg zu meinen Eltern)	6	Schwindel, Kloßgefühl im Hals, Zittern, Atemnot, Herzrasen	„Ich könnte Kehlkopfkrebs haben; dem Kind übertrage ich meine Angst!"	Ich habe durchgehalten
08.06.	8.10–8.25	Zu Hause (Gedanke, einkaufen zu gehen)	6	Schwindel, Druck auf der Brust, sehr unsichere Beine, Herzklopfen	„Ich kann nicht gehen; meine Beine wollen nicht. Was habe ich nur? Ich schaffe es nicht!"	Ich habe etwas gewartet und bin nach einer halben Stunde doch noch losgegangen

frühestens nach 30 s ein. Manche erreichen den Höhepunkt sogar erst nach 5 min oder später. Je früher Sie die aufkommende Panik wahrnehmen, desto mehr Zeit haben Sie in der Angstanstiegsphase, sich aktiv dagegen zur Wehr zu setzen (► Abschn. 3.2.5). Beachten Sie auch, wie lange es dauert, bis die Angst wieder von sich aus zurückgeht. Das ist von Person zu Person verschieden. Meistens dauert es 5–15 min, es kann aber auch eine halbe Stunde sein. Angstanstieg und Angstrückgang bilden eine Angstkurve.

Die Intensität oder Heftigkeit Ihrer Panikattacke lässt sich auf einer Skala von 1–10 einstufen, wobei eine Angst der Stufe 1–4 noch erträglich ist, während Angst der Stufe 5–8 als stark und Panik der Stufe 9–10 als schier unerträglich erlebt wird.

Achten Sie weiter darauf, was besonders häufig der *Auslöser* Ihrer Panikattacken ist,

- das *Hineingehen* in die Angstsituation,   Auslöser
- *körperliche Beschwerden* wie Druck auf der Brust, Übelkeit, Schwindel und Atemnot,
- oder die *Vorstellung*, dass Sie gleich eine Angstsituation aufsuchen müssen (z. B. U-Bahn fahren) und Angst bekommen.

Angst kann aber auch aus heiterem Himmel kommen (was nicht   Symptome
ausschließt, dass Sie körperliche Empfindungen schon vorbewusst und unbemerkt wahrgenommen und als verhängnisvoll bewertet haben).

Beobachten Sie sorgfältig, mit welchen (körperlichen) Symptomen der Panikzustand tatsächlich beginnt. Vergleichen Sie den Verlauf Ihrer Angst mit den Panikverläufen von Arno, Nicole, Julia und Hanna aus der Einleitung.

Halten Sie besonders häufig vorkommende negative Angst-   Negative Kognitionen
gedanken wortwörtlich fest, damit Sie diese künftig schneller erkennen und darauf reagieren können. Panikgedanken sind – bezogen auf die gefürchteten Katastrophen – übertrieben, unlogisch und wirklichkeitsfern. Sie können diese Kognitionen künftig realitätsnäher gestalten und Ihre Angstbereitschaft damit senken (► Abschn. 3.2.3 und 4.2).

Abschließend notieren Sie, was auf den Panikanfall folgt: Konsequenzen
Bleiben Sie in der Angstsituation, rufen Sie jemanden zu Hilfe, flüchten Sie (oder werden Sie hektisch, manchmal sogar wütend und schreien jemanden an)? Beachten Sie, dass Vermeiden die Angst aufrechterhält und oftmals sogar verschlimmert!

Falls Sie schon eine ganze Weile unter Panik leiden, haben   Depressionen
Sie nach heftigen Angstzuständen bestimmt schon manchen depressiven Durchhänger erlebt. Halten solche Durchhänger länger an, haben Sie ein zusätzliches Problem. Zu Depressionen kommt es oft sekundär als Folge einer Angststörung. Waren Depressionen jedoch schon vor Ausbruch der Angststörung da und hielten (immer wieder) mindestens 14 Tage oder länger an, sollten Sie sich an einen Psychotherapeuten wenden, denn Sie

leiden dann nicht primär unter einer Angststörung, sondern wahrscheinlich primär an einer Depression.

3

Zusammenfassung

Zusammenfassung
Mit der Beobachtung Ihrer Angstzustände können Sie festhalten, bei welcher Gelegenheit und unter welchen Umständen Panik ausbricht. Sie sehen den Zusammenhang zwischen Alltagsbelastung und körperlichen Erregungszuständen dann klarer und realistischer.
Wundern Sie sich nicht, wenn Sie im Beobachtungszeitraum weniger Panik erleben. Das wird immer wieder berichtet. Genaues Beobachten ist gerichtete Aufmerksamkeit. Während wir uns systematischer beobachten, gehen wir offensichtlich auch bedachter und kontrollierter mit uns um. Unsere Beobachtungshaltung hat demnach eine gewisse steuernde Wirkung. Schon aus diesem Grund ist es ratsam, die schriftliche Beobachtung der Panik bis zur vollständigen Angstbewältigung fortzusetzen. Es ist nicht viel Aufwand, denn Sie werden bald wesentlich weniger Angstanfälle bekommen.

3.2.2 Vom Bedürfnis nach Erklärung der Angstentstehung

Panik- und Agoraphobiepatienten wollen häufig genauer wissen, *wie* es bei ihnen zur Panikentwicklung kam. Die Bedingungen von panischen und phobischen Ängsten sind sehr vielschichtig (► Abschn. 2.3 und ◘ Abb. 2.3).

Entstehungs- oder Störungsmodell der Angst

Es gibt eine ganze Reihe von Faktoren, die zur Entstehung einer Angststörung beitragen (Störungsmodell). Während der Lektüre der ► Kap. 1 und 2 haben Sie bestimmt schon einige persönliche Lerneinflüsse erkannt. In aller Kürze nochmals die typischen Entstehungsbedingungen der Angst und Fragen dazu, die Sie für sich beantworten können: Vermutlich haben Sie ein ängstlich-scheues Temperament und eine Veranlagung zu erhöhter Angstbereitschaft, wurden sehr behütet erzogen und weniger zu Risikofreude ermutigt. Eventuell neigen Mutter oder Vater ebenfalls zu Angst (oder Depressionen). Vielleicht sind nahestehende Personen verstorben, woraufhin Ihre Befürchtung von Ohnmacht, Krankheit und Sterben zugenommen hat. Begann Ihre Angst mit einem zunächst körperlich verursachten, dramatischen Kreislaufgeschehen, das Sie sehr erschreckt hat? Standen Sie unter Belastung (Arbeitsdruck, Partnerprobleme, Krankheitsfall in der Familie usw.) oder waren Sie in einer körperlich geschwächten Verfassung (z. B. nach einem Infekt)?

Beachten Sie körperliche Anzeichen für Angst besonders akribisch? Was vermeiden Sie alles? Machen Sie sich so ein genaueres Bild von Ihrer Angst.

Angstpatienten bezeichnen sich häufiger als eher empfindsam und zurückhaltend. Wenige klagen über schreckliche Kindheitserlebnisse. In der Mehrzahl haben sie eine enge Beziehung zu ihren Eltern und zum Partner. Hinsichtlich Scheidung, Hartz-IV- oder Sozialhilfebedürftigkeit sind Panik- und Agoraphobiepatienten nicht auffälliger als die Allgemeinbevölkerung. Agoraphobiker, vor allem Frauen, vermeiden viel und sind häufiger arbeitsunfähig.

Mit *Einsicht* und Vergangenheitsbewältigung allein lässt sich panische Angst nicht lindern. Sigmund Freud hatte schon eingeräumt, dass agoraphobische Ängste nicht alleine mit der Psychoanalyse, bei der vor allem frühkindliche familiäre Konflikte ins Blickfeld gerückt und neu bearbeitet werden, zu heilen sind. Er empfahl, sich der Angst zu stellen (Konfrontation – das machte er auch, um seine eigenen Ängste zu bekämpfen). Die Arbeit an den Angstsymptomen hatte er schon als sehr wichtig erkannt. Es sind Zweifel angebracht, ob die dramatischen körperlichen Symptome von Panik- und Agoraphobiepatienten die Folge von verdrängten, unbewussten, schwelenden Konflikten sind. Auf der Suche danach laufen sie Gefahr, zu sehr in die Vergangenheit zu schauen, und sich die freie Sicht auf ihre Angst im Hier und Jetzt und wie sie mit ihr *künftig* umgehen können, zu verbauen.

> Einsicht reicht nicht

3.2.3 Gedankliche Verzerrungen zurechtrücken

Viel hilfreicher ist es, zu erkennen, wie einseitig Sie Ihre Aufmerksamkeit auf Angstreize und -situationen richten und wie fehlerhaft Sie diese bewerten. Das Bedrohungsgefühl ist nicht das Ergebnis von bestimmten äußeren Umständen, denn es liegen ja keine realen Gefahren vor. Es ist vielmehr das Ergebnis Ihrer negativen Sicht der Angst und ihrer Folgen (Ohnmacht, Sterben, Tod, Verrücktwerden). Die Fixierung auf alle Angstreize, die Angst auslösen könnten, und die *katastrophisierende Interpretation* Ihrer körperlichen Symptome der Angst müssen Sie verändern, damit Sie die Angst anders bewerten, auf Distanz zu ihr gehen können und sie dadurch dauerhaft abgeschwächt wird.

Schlussfolgerungen, die Sie aus der Wahrnehmung von Gefahren für Leib und Leben ziehen, sind oft unlogisch und gespickt mit verhängnisvollen Aussichten. Sobald Sie in ruhiger Verfassung sind, werden Sie diese negativen Kognitionen selbst für übertrieben halten, zumal Sie körperlich gesund und sozial gut integriert sind. Die wirklichkeitsnahe Einschätzung *alleine* ermöglicht es Ihnen leider noch nicht, die Angst zu kontrollieren.

> Fixierung der Aufmerksamkeit auf Angst

3

Sobald Sie nämlich in ängstliche Erregung geraten, rasten tief verankerte, negative Grundüberzeugungen wieder aus. Ohne willentliches Zutun laufen sie automatisch ab. In so einem Moment glauben Sie vermutlich an etwas ganz Schlimmes, das Ihnen unmittelbar bevorsteht, z. B. dass Sie die Kontrolle über den Körper verlieren, ohnmächtig auf der Straße liegen und keiner Ihnen hilft. Sie geraten in Panik.

Negative Denkmuster und Bewertungen

Ihre Angstgedanken wirken ähnlich wie *Placebos*, bei denen alleine schon der *Glaube* an die Wirkung des Präparats wirkt.

Autosuggestion

Im Grunde genommen kommen *fremdsuggestive* (z. B. Machtwort des Arztes) und *selbstsuggestive Wirkungen* („Ich falle gleich um" oder „Ich verliere die Kontrolle") zum Zuge. Angstbesetzte Gedanken und Vorstellungen schaukeln Angstsymptome in die Höhe, führen aber *nicht* zu Herzinfarkt, Flugzeugabsturz oder anderen Katastrophen. Kognitionen spielen sich nur im Kopf ab. Sie sind rein subjektiv und keine Tatsachen. Nur weil die ängstliche Person etwas Schreckliches *denkt*, muss es nicht gleich *wahr* sein und tatsächlich eintreten. Wunschdenken geht ja leider auch nicht einfach so in Erfüllung (sonst wäre mein Lottogewinn gesichert).

Subjektive Bewertung

Unrealistisch negative Interpretationen

> **Übersicht**
> Die Auftretenswahrscheinlichkeit einer Panikattacke wird durch den gegenwärtigen Erregungszustand des Körpers, die negative Selbstaufmerksamkeit und durch *Fehlinterpretationen* beeinflusst.
> Seit ihrem ersten Panikanfall fokussieren die meisten ängstlichen Personen mit größter Sorge auf körperliche Missempfindungen und bewerten sie als verhängnisvoll. Die körperlichen Angstsymptome sind in den Vordergrund ihrer Aufmerksamkeit gerückt. Dafür tritt viel Neutrales aus dem Umfeld in den Hintergrund. Es ist, als würde ein Scheinwerfer auf der Bühne den Hauptakteur Angst beleuchten und alles andere ausblenden. Die meisten können die Inhalte ihrer Befürchtungen nicht genau benennen – vielleicht weil sie sich bisher nicht näher darauf einlassen wollten. Sie bleiben vage, diffus und höchst bedrohlich.
> Bei genauer Betrachtung wird deutlich, wie sehr das sorgenvolle Denken von ängstlichen Personen auf einer Reihe systematischer *Denkfehler:* beruht Sie neigen bei allem, was mit Angst zu tun hat, zu Verallgemeinerung und Übertreibung. Negative Gedanken und Bewertungen („Mir wird schon wieder ganz komisch, ich kollabiere gleich, es ist grauenvoll") drängen sich ihnen automatisch auf. Sie werden auch schnell verallgemeinert („Ich bekomme immer Angst, wenn ich auf der Autobahn fahre", „Mir geht es schlecht,

sobald ich von zu Hause weggehe"). Die meisten denken „schwarz-weiß" nach dem Motto „alles-oder-nichts" und ihre Befürchtungen enthalten überzogene Begriffe wie „ständig", „nie" oder „ich kann nicht".

Ängstliche Personen überschätzen die Gefährlichkeit eines Panikanfalls in dramatischer Weise („Ich bekomme einen Herzanfall") und unterschätzen Selbsthilfemöglichkeiten („Ich kann nicht raus"). Die Befürchtung von Gefahr steuert im Alltag zunehmend ihre (selektive) Wahrnehmung. In Wirklichkeit ist aber weder der Supermarkt gefährlich, noch das Kloßgefühl im Hals. Im Zustand ängstlicher Erregung werden die Befürchtungen nicht mit den Beobachtungen in der Angstsituation abgeglichen. Folglich wird auch nicht dem Glauben an die drohende Katastrophe entgegengewirkt. Unternehmungen werden wegen der Erwartungsangst nur noch mit Blick auf Sicherheits- und Vermeidungsmöglichkeiten geplant. So nimmt panische Angst immer mehr Einfluss auf die Person und wird allmächtig. Die Nachhaltigkeit der negativen Überzeugungen und das Vermeidungsverhalten stabilisieren ihre Panikbereitschaft und halten sie aufrecht.

Entdecken Sie mithilfe Ihres Angsttagebuchs (▶ Abschn. 3.2.1), welche Panik fördernden Gedanken und Vorstellungen Sie bei Erwartungsangst und während eines Panikanfalls erleben. Wirken Sie Ihrer gewohnheitsmäßigen, automatisierten Selbstaufmerksamkeit entgegen und werden Sie mit Ihrer Aufmerksamkeit beweglicher. *Ziehen Sie bewusst Ihre Aufmerksamkeit von Angstgedanken und -vorstellungen ab* und konzentrieren sich *auf neutrale, nicht beängstigende Reizquellen in Ihrer Umgebung, auf sinnvolle Aufgaben oder angenehme Beschäftigungen, jedenfalls auf Dinge, die Ihre volle Aufmerksamkeit erfordern und nichts mit Angst zu tun haben.*

Lenken Sie Ihre Aufmerksamkeit. Hören Sie auf, sich so viel mit Angstreizen zu beschäftigen und beachten Sie angstneutrale Inhalte sehr viel mehr. Unternehmen Sie bei aufkommender Erregung etwas, z. B. mit jemandem skypen, ein Videospiel machen oder einen Film sehen.

Flexibles Aufmerksamkeitstraining

Planen Sie schon vor dem Hineingehen in eine Angstsituation, was Sie dort machen können, um sie zu meistern. Stärken Sie Ihre Motivation (z. B. mit Mut-Sätzen: „Ich will das machen", „Ich schaffe das"). In der kritischen Situation können Sie Ihre Aufmerksamkeitshaltung anfangs stärken, indem Sie sich für das, was Sie tun, genaue Anweisungen geben (Selbstinstruktionen). Außerdem können Sie jeden Handlungsschritt, den Sie ausführen, in Gedanken

Fokus auf Selbstinstruktion und Verhaltensbeschreibung

3

beschreiben (z. B. beim Einkaufen im Supermarkt: „Ich hole jetzt einen Einkaufswagen, gehe zur Wagenschlange, stecke eine Münze in den Schlitz, ziehe die Kette heraus, lege meine Beutel in den Wagen, hole meinen Einkaufszettel heraus, drehe den Wagen in Richtung Eingang und steuere als Erstes die Obst- und Gemüseabteilung an…"). *Mit Selbstinstruktionen und laufendem Beschreiben Ihrer Handlungen konzentrieren Sie sich in doppelter Weise.* Angstgedanken passen nicht mehr dazwischen. Damit kontrollieren Sie Ihr Angstgefühl.

Angstkognitionen verändern

Verändern Sie negative Denkgewohnheiten, die Sie bei der Selbstbeobachtung entdecken und von denen Sie wissen, dass sie automatisch aufkommen und Ihre Angst immer wieder entfachen. Einige kommen aus heiterem Himmel, andere vor dem Betreten einer Angstsituation oder in einer prekären Situation. Nehmen Sie Angstgedanken so früh wie möglich wahr. Unterbrechen Sie sie sofort und tauschen sie gegen wohlwollende, hilfreiche Gegengedanken aus. Wenn Sie das regelmäßig machen, verändern sich mit der Zeit Ihre negativen Kognitionen und rufen weniger Angst hervor.

Wirklichkeitsüberprüfung

Falls es Ihnen schwer fällt, Ihre Befürchtungen aus dem Stand durch wirklichkeitsnahe Vorstellungen zu ersetzen, dann üben Sie es mit der Zweispaltentechnik. Mit ihr können Sie *negative Kognitionen systematisch korrigieren:* Schreiben Sie einen Ihrer Angstgedanken auf einen Zettel. Listen Sie daneben alle entlastenden und beruhigenden Gedanken auf, die Ihnen einfallen. Vermeiden Sie Übertreibungen, bleiben Sie möglichst bodenständig. Bei dieser Übung können Sie sich auch Unterstützung vom Partner, von Freunden oder Angehörigen holen. Bleiben wir beim Beispiel „Einkaufen im Supermarkt":

Angstgedanken	Was ich besser denken würde
Ich habe wackelige Beine, es geht schon wieder los. Ich falle bestimmt gleich in Ohnmacht	Wackelige Beine hatte ich schon öfters und konnte trotzdem immer alles machen, was ich vorhatte, ohne jemals umgekippt zu sein
Wenn ich da liege, hilft mir keiner	Immer, wenn ich gehört habe, dass jemand krank wurde oder in Ohnmacht fiel, haben andere geholfen und einen Krankenwagen gerufen

Die Veränderung von kognitiven Gewohnheiten erfordert *viel Training.* Sie denken ja gewohnheitsmäßig angstlastig.

Wenn Sie das Korrigieren Ihrer Fehlinterpretationen
konsequent durchhalten, entwickelt sich mit der Zeit eine
neue Gewohnheit daraus: Beruhigende Selbstgespräche
führen. Körperliche Missempfindungen werden Sie dann z. B.
nicht mehr automatisch als Gefahrensignale für Angst oder
ernsthafte Erkrankung einschätzen.

Zusammenfassung

Unbegründete Angst lässt sich weder mit Verstand noch mit
Einsicht beheben. Sie lässt sich aber erfolgreich abbauen,
wenn Sie über die Entstehungsbedingungen aufgeklärt und
zum regelmäßigen Aufsuchen von Angstsituationen ermutigt
werden (▶ Abschn. 2.3.4). Lernen Sie, die körperlichen
Anzeichen von ängstlicher Erregung und die Angstsituationen
realistischer einzuschätzen. Dann gelingt es Ihnen vermutlich
auch leichter, dem klammernden Zugriff Ihrer Sorgen- und
Gedankenschleifen zu entkommen.
Beschäftigen Sie sich weniger mit der Beobachtung aller
Anzeichen für Angst. Das heizt sie nur an. Suchen Sie nach
Denkfehlern und ersetzen Sie diese durch realistische und
für jedermann nachvollziehbare Gedanken. Bei regelmäßig
durchgeführten Konfrontationsübungen (nächster Abschnitt)
erfahren Sie erst recht, dass Panik keinen Schaden anrichtet
und Ihre Befürchtungen unbegründet sind.
Ziehen Sie beim Aufkommen von Angst Ihre Aufmerksamkeit
von der negativen Selbstbeobachtung (der körperlichen
Symptome und der Angstgedanken) ab und richten sie auf etwas
Neutrales, das nichts mit Angst zu tun hat (auf Leute, Läden,
Gerüche, Automarken …). Sie können dann Ihre Fixierung auf die
negative Selbstwahrnehmung besser kontrollieren und geraten
nicht so leicht in den Teufelskreis der Angst.

Zusammenfassung

3.2.4 **Konfrontation: Selbstständig, graduell mit kleinen Schritten in die Angst hinein**

Konfrontieren Sie sich mit der Angst. Setzen Sie dabei auf
Motivation und Selbstdisziplin, um ihr die Stirn zu bieten und
sie auszuhalten. Dadurch bringen Sie die Angst unter Kontrolle.
Konfrontation ist ein aktiver Lernprozess. Stellen Sie sich nach
und nach der Angst in allen Angstsituationen und machen Sie
das so lange regelmäßig und durchgängig, bis Sie nichts mehr
vermeiden. Das ist mühsam und erfordert am Anfang viel Mut.
Es gelingt Ihnen wahrscheinlich leichter, wenn Sie versuchen,
eine akzeptierende Haltung gegenüber der Angst einzunehmen:
Sehen Sie, die Angstbereitschaft gehört zu Ihnen und ist ein Teil
von Ihnen. Sie können aber lernen, anders mit ihr umzugehen.

3

Bevor Sie den Schritt in echte Angstsituationen wagen, könnten Sie sich ihnen zunächst auf der Vorstellungsebene stellen. Außerdem könnten Sie sich in Rollenspielen mit einer Vertrauensperson kritischen Situationen exponieren. Sobald Sie sich trauen, suchen Sie reale Angstsituationen auf, eine nach der anderen, und bleiben in ihnen, bis die Angst nachlässt. Bei regelmäßigem Üben können Sie allmählich beim Aufkommen von Angst die Ruhe bewahren, denn Sie reden ja mittlerweile vernünftig auf sich ein. Zudem gehen Sie wesentlich gelassener mit der Angst um, weil Sie schon x-Mal erfahren haben, dass Ihnen nichts zustößt, selbst wenn sie vom Erleben her mal wieder ganz schrecklich ist. Sie setzen sich einfach über sie hinweg und machen es ihr schwer, Sie in Angst und Schrecken zu halten. Am Ende verliert die Angst ihre Macht über Sie. Haben Sie Geduld und halten Sie durch, dann wird die Angst gehemmt und nach längerer Zeit entsteht die neue Gewohnheit: – Nichts mehr vermeiden und nur noch Angst in erträglichem Maße haben.

Im Angstgedächtnis sind die gelernten Katastrophenvorstellungen, Angstgefühle und dazu gehörigen Körperempfindungen miteinander verbunden abgespeichert. Durch *beständige Konfrontation* mit dem Angstgefühl wird Ihr Angsterleben schwächer und geht spürbar zurück. Damit verändern sich auch die negativen Grundannahmen der Angst (Kontrollverlust, Sterben, Wahnsinn), wie sehr viele Therapiestudien im In- und Ausland belegen.

Nehmen Sie deshalb Ihren ganzen Mut zusammen und gehen Sie von nun an möglichst *alleine* in Angstsituationen hinein. Fangen Sie mit leichteren Situationen an, denn kleine Schritte lassen sich eher im Alleingang bewältigen. Die Konfrontationsschritte sollten

- *klein* genug sein, damit Sie die aufkommende Angst auch an einem schlechten Tag aushalten können,
- *täglich* durchgeführt und
- *ständig etwas vergrößert* werden (außer Sie haben einen ganz elendigen Tag erwischt; dann wiederholen Sie dasselbe vom Vortag).

Konfrontation in kleinen Schritten

Angstpatienten lege ich nahe, gleich nach der Angstbeobachtung den ersten kleinen Konfrontationsschritt zu riskieren. Das gelingt im Allgemeinen und überzeugt sie, auf dem richtigen Weg zu sein. Kann eine Person z. B. nicht mehr alleine das Haus verlassen, könnte sie jeden Tag üben, alleine zur Mülltonne auf dem Hof zu gehen, zum Bäcker über die Straße oder zum Laden an der Ecke.

Wenn Sie Muffensausen haben, dann stellen Sie sich die Angstbewältigungsschritte zunächst erst einmal vor und führen sie in der Imagination aus. Malen Sie sich Ihr Vorgehen genau aus. Auch dabei tritt Angst auf (wenn das bei einigen Versuchen nicht der Fall ist, bringt Ihnen diese Übung nicht viel). Sobald Sie diese Angst aushalten können, wird es Ihnen wahrscheinlich leichter fallen, die echte Angstsituation aufzusuchen.

Tipp

Überlegen Sie vor jeder weiteren Konfrontationsübung, wie groß der Schritt sein darf, den Sie sich zutrauen und aushalten können. Riskieren Sie jetzt den Schritt, egal ob Panik aufkommt oder nur ein geringes Unbehagen. Sie müssen jedoch Angst erleben, damit die Konfrontation wirkt und Sie sich an die panische Angst gewöhnen können. Wichtig dabei ist: Brechen Sie (möglichst) nicht ab, wenn die Angst intensiv wird!

Auf jeden Fall durchhalten!

Zum Vorgehen: Bringen Sie Ihre Angstsituationen in eine Rangordnung. Bilden Sie eine Angsthierarchie, bei der die leichteren Angstsituationen unten angesiedelt sind und die ·schwerwiegenden weiter oben. Fangen Sie mit der Konfrontation auf der untersten Ebene der Angsthierarchie an. Setzen Sie sich immer ein bestimmtes Ziel, das Sie an dem Tag erreichen wollen, z. B. mit dem Auto eine Runde um den Block drehen, ein Stockwerk mit dem Fahrstuhl fahren oder Brötchen vom Bäcker holen. Wie gesagt, möglichst täglich. Dann kommen Sie auch voran.

Abstufung der Angst

Bauen Sie, so gut es geht, die gestuften Angstbewältigungsübungen in Ihren natürlichen Tages- und Wochenablauf ein. Umso geringer ist der zeitliche Aufwand, den Sie benötigen. Verlassen Sie z. B. Ihre Komfort- oder Sicherheitszone Auto und nehmen Sie so lange den Bus zur Arbeit, bis Sie keine Angst mehr vor dem Busfahren haben. Nutzen Sie überall Fahrstühle, falls Sie Angst vor engen Räumen haben. Meistens ist es sinnvoll, mit dem Abbau derjenigen Angstschritte zu beginnen, die Sie im Alltagsleben dringend benötigen. Völlig reibungslos wird es bestimmt nicht gehen und Sie werden auch immer wieder spontan manches ändern müssen. Fangen Sie jetzt couragiert an. Schieben Sie es nicht auf die lange Bank.

Konfrontation beginnen

Das folgende Bespiel zeigt einen besonders typischen Verlauf der Bewältigung einer Agoraphobie. Sie können daran erkennen, wie eigenständig und flexibel – teils geplant, teils spontan – die agoraphobische Patientin bei der Angstkonfrontation vorging und welche unvorhergesehenen Schwierigkeiten sie nach 1½ Wochen überwinden musste:

3

Unverhoffte Panikanfälle
entmutigen

Fallbeispiel

Ulrike hatte seit 15 Jahren Angst vor Kaufhäusern, Supermärkten, Rolltreppen, Fahrstühlen und vor dem Autofahren. Sie befürchtete, in diesen Situationen ohnmächtig zu werden und vermied sie weitestgehend.

Sie entschied sich, mit der Kaufhaussituation zu beginnen und nahm sich vor, in der Drogerieabteilung im Erdgeschoss eines ihr vertrauten Kaufhauses Zahnpasta zu kaufen. Sie konnte sich den Weg dorthin auf der Vorstellungsebene ausmalen, ging ihn vorher einige Male in Gedanken durch (Probehandeln auf der kognitiven Ebene) und sagte sich mehrfach: „Du schaffst es!" (Mut-Satz).

Sie schaffte es tatsächlich und meinte danach, ihre Erwartungsangst, also die Angst, die sie davor hatte, sei wesentlich schlimmer gewesen als die Angst in der eigentlichen Situation. Das sagen übrigens fast alle Angstpatienten. In der Warteschlange vor der Kasse hatte sie kurz Angst (Stufe 6–7). Sie bezwang den Fluchtdrang und hielt durch, indem sie sich auf ihre Bauchatmung konzentrierte (▶ Abschn. 3.2.5).

Am folgenden Tag besorgte sie Kleinigkeiten in zwei Abteilungen desselben Kaufhauses. Am 3. Tag, einem Samstag, traute sie sich bereits auf die Rolltreppe zur Lebensmittelabteilung im Kellergeschoss, allerdings in Begleitung ihres Mannes. Zuvor hatte sie sich wieder den Weg auf der Vorstellungsebene vorgezeichnet. Sie richtete ihre Aufmerksamkeit nach außen auf die Situation und achtete sowohl in der Vorstellung als auch dann in der Realität bewusst darauf, beim Betreten der Rolltreppe den Fuß mittig auf die gleitenden Stufen zu setzen, sich mit der rechten Hand am Geländer festzuhalten und auf einen ruhenden Punkt zu sehen, anstatt mit den Augen ringsherum durchs Kaufhaus zu schweifen, weil sie andernfalls vielleicht Gleichgewichtsprobleme, Schwindel, Übelkeit oder womöglich einen Panikanfall bekommen hätte (Nystagmus, ▶ Abschn. 2.3.3, Bewegung der Rolltreppe). Ihr Ruhepunkt war der Rücken ihres Mannes, der Ihrem Wunsch entsprechend vor ihr auf der Rolltreppe stand. Am Ziel angelangt, sammelte sie zügig ihre Konsumartikel ein. Sobald ängstliche Erregung aufkam, sagte sie sich energisch: „Jetzt erst recht!", und konzentrierte sich darauf, was noch zu besorgen wäre. Auch diese Situation meisterte sie. Sie freute sich so sehr über ihren Erfolg, dass sie auf dem Parkplatz spontan beschloss, den Wagen selbst nach Hause zu fahren. Das schaffte sie sogar angstfrei.

Am Sonntag (4. Tag) besuchte sie ihren Vater im Altenheim, 3. Stock. Dort überwand sie sich und fuhr eine Etage mit dem Fahrstuhl. Den Rest lief sie zu Fuß. Der Montag (5. Tag) entpuppte sich bereits am Morgen als ein eher schlechter Tag. Sie disponierte deswegen vorsichtshalber um. Anstatt alleine zum Supermarkt zu fahren, beschloss sie, nur zum Bäcker zu gehen. Die weiteren

3 Tage (6.–8. Tag) verliefen gut, weshalb sich Ulrike wieder mehr zugemutet hat. Sie kaufte im Supermarkt und in allen anderen Läden alleine ein und steuerte den Wagen immer selbst, auch wenn ihr Mann dabei war.

Am Freitag (9. Tag) hatte Ulrike schon beim Aufstehen das beunruhigende Gefühl, einen wirklich schlechten Tag erwischt zu haben. Mutig ging sie dennoch zum Bäcker. Dort erlitt sie einen entsetzlichen Panikanfall (der Stufe 10), auf den sie in dieser Härte überhaupt nicht vorbereitet war. Sie sprach enttäuscht von einem derben „Rückfall", versank in ein Stimmungstief und traute sich 3 Tage (10.–12. Tag) nichts mehr zu. Dann siegte wieder die Vernunft und sie baute sich damit wieder auf, dass der Panikanfall immerhin keinen Schaden angerichtet hatte.

Panische und phobische Angst ist nur mit viel Übung, Geduld und Ausdauer zu bewältigen. Ulrike überwand das Tief und fuhr mit dem Angstabbau fort.

In realistischer Weise rechnete sie nach dieser Erfahrung nun damit, dass weitere Angstanfälle unvermeidlich sein würden. Sie wusste, dass sie Angst bekommen und aushalten musste, um sich an sie gewöhnen zu können. Beim Aufkommen von Angst sagte sie sich: „Die Bedrohung ist nur im Kopf!". Im Weiteren ging sie planvoller und ihrer Angsthierarchie folgend vor. Sie, war nicht mehr so spontan und übermütig. Jeden Tag machte sie Konfrontationsübungen, egal wie gut oder schlecht sie sich fühlte. Sie überwand schließlich die Angst vollständig.

Nicht zu viel auf einmal

Nach den ersten Erfolgserlebnissen ohne Angst meinen viele Angstpatienten in ihrer Freude und Begeisterung, sie hätten das Ziel „Angstfreiheit" schon erreicht. So schnell geht es leider nicht! Aus Übermut machen manche im Siebenmeilenschritt weiter, ohne zu bemerken, wie viel Kraft sie die Konfrontation kostet. Irgendwann kommt ein besonders heftiger Angstanfall, der zwar nicht gefährlich ist, aber erschütternd wirkt und sie ungemein frustriert. Manche geben daraufhin auf. Ulrike hatte sich vor dem schrecklichen Panikanfall offensichtlich zu viel zugemutet und war entkräftet, vermutlich auch weniger konzentriert und somit empfänglicher für Angst. Es ist außerdem denkbar, dass sie am Morgen ihres „schlechten Tages" durch das rasche Laufen zum Bäcker (sie hatte schon lange keinen Sport mehr gemacht) eine spürbare Kreislaufreaktion bekam, die der Panik bereits vorbewusst Vorschub leistete.

Nicht abbrechen

Kommt es kurz nach Beginn einer Angstbehandlung plötzlich zu einem starken Panikanfall, wollen auch Sie möglicherweise alles abbrechen. Ganz aufgeben wäre aber nicht nur sehr bedauerlich, sondern für die weitere Angstentwicklung fatal. Wenn Sie jetzt aufgeben, brauchen Sie später einen noch größeren Anlauf, um erneut gegen die Angst vorzugehen.

3

Vertrauen in den Körper

Hoffentlich erholen Sie sich nach einigen Tagen von der Enttäuschung und machen weiter – wie Ulrike. Geben Sie nicht auf!

Darauf zu bauen, es würde bereits nach wenigen Wochen keinen heftigen Panikanfall mehr geben, ist Wunschdenken und ziemlich wirklichkeitsfern. Kalkulieren Sie Panikzustände noch einige Monate ein – auch später im Leben könnte die Angst unter starker Belastung wiederkehren (▶ Abschn. 4.2). Sie wissen ja nun, sie kann Ihnen nichts anhaben. Arbeiten Sie nach Möglichkeit täglich am Angstabbau. Viele Konfrontationsübungen automatisieren das angstbewältigende Verhalten schneller. Vermutlich wird die Angst dann schon in den ersten zwei bis drei Monaten deutlich zurückgehen. Mit viel Training bauen Sie eine schlechte Gewohnheit (viel Panikerleben und Vermeiden) ab und eine gewünschte Gewohnheit auf (wenig oder kein Angsterleben). Das Erlernen von Autofahren oder Klavierspielen erfordert ja ebenfalls jahrelanges Üben.

Sie bemerken vermutlich kaum, dass die Angst langsam zurückgeht. Aber Sie werden sehen: Unterbrechen Sie in der Anfangsphase der Selbsthilfe die Konfrontation für einige Tage oder Wochen, kehrt die Angst wieder und es fällt Ihnen zunächst schwer, damit fortzusetzen. Vermeiden Sie gar nichts mehr, wird immer noch für geraume Zeit die Angst vor der Angst (Erwartungsangst) – zumindest in schwächerer Ausprägung – da sein, begleitet von einem oder mehreren unangenehmen körperlichen Angstsymptomen (Schwindel, Herzrasen, Druck auf der Brust usw.). Viele meiner Angstpatienten meinten, sie hätten nun eine neue Krankheit. Gewohnheitsmäßige Gefühle sind eben träge und bewegen sich schwerfällig: Meiner Erfahrung nach dauert es lange, vielleicht 1½–2 Jahre, bis es zu einer robusten neuen Grundüberzeugung und Gewohnheit gekommen ist: Vertrauen in den Körper und die Psyche.

Zusammenfassung

Verlassen Sie sich bei der Angstkonfrontation auf sich allein und weniger auf andere. Sie kommen dadurch weiter, auch wenn Sie sich anfangs vor der Angstkonfrontation im Alleingang fürchten. Gehen Sie den Weg der kleinen Schritte – langsam, aber beständig, weil Angstbewältigung viel Kraft und Energie kostet. Lassen Sie keine größeren Zeitabstände zwischen den Übungen verstreichen! Längere Übungspausen bringen Sie nicht nennenswert voran (z. B. wenn Sie nur einmal im Monat anstatt täglich üben, einkaufen zu gehen oder Straßenbahn zu fahren).
Machen Sie sich eine Angsthierarchie als Leitfaden für die graduierte Konfrontation, z. B. für das Fahrstuhlfahren (Ich stehe vor dem Fahrstuhl und habe Angst der Stufe 5; ich gehe

in den Fahrstuhl, 7; ich fahre zum ersten Stock, 7 …). Gehen Sie in jede Situation mehrfach hinein und bleiben Sie jeweils so lange, bis sich die Angst spürbar abschwächt. Wechseln Sie zur nächst höheren Stufe Ihrer Angsthierarchie, sobald Sie die Angst auf der Stufe darunter aushalten können.

Haben Sie Geduld, ertragen Sie Stockungen, Plateaus und selbst kleinere Rückschritte. Die sind völlig normal. Werfen Sie die Flinte nicht ins Korn!

Arbeiten Sie Ihre verschiedenen Angstsituationen nacheinander ab. Fortschritte können Sie anhand Ihres tabellarischen Angstprotokolls verfolgen. Seien Sie stolz auf Ihre Erfolge und loben Sie sich dafür.

Außerdem wäre es fantastisch, Sie würden wenigstens einmal oder einige Male die *ursprüngliche Angstsituation* aufsuchen, in der Sie Ihren ersten Panikanfall bekommen haben, sofern sich das einrichten lässt. Sie könnten z. B. an einem Abend denselben Club besuchen oder sich vom gleichen Arzt Blut abnehmen lassen oder mit derselben Straßenbahnlinie fahren oder einige Nächte alleine zu Hause verbringen (weil es damals, als Ihr Partner auf Dienstreise war, zum ersten heftigen Angstzustand kam).

Noch ein Hinweis: Aus der Lernforschung wissen wir, dass in der Lernphase eines neuen Verhaltens (z. B. etwas nicht mehr vermeiden) die bestimmte Situation jedes Mal aufgesucht werden sollte, damit es zum gewünschten Erfolg kommt (keine Angst mehr in der Situation). Wird *nur ab und an* in diese Situation hineingegangen (*„Mal traue ich mich, mal nicht"*), kommt es nicht zum Erfolg (da intermittierende Verstärkung *die Angst aufrechterhält* – besonders beharrlich). Wählen Sie deshalb kleine Konfrontationsschritte, die Sie wirklich gehen können und machen Sie das ganz regelmäßig. Später, wenn Sie angstfrei geworden sind, können Sie das wieder lockerer handhaben.

- **Überflutung mit Angst oder massierte Übung – Eine Methode für Ungeduldige und besonders Mutige**

Wem es nicht schnell genug geht und wer Risikofreude mitbringt, kann gleich mit der schwierigsten Angstsituation auf der Angsthierarchie ganz oben beginnen. Noch besser: Er setzt sich den ganzen Tag über oder zumindest viele Stunden seinen Angstsituationen aus. Ein solches Vorgehen wird Überflutung *(massierte Konfrontationsübung)* genannt. Sie sind ja gesund, sodass Ihnen nichts passieren kann, außer dass Sie vermehrt starke Angst erleben und danach sehr müde sind.

Das Prinzip ist einfach:

„Intensivprogramm"

3

> Sie gehen in Ihre schlimmsten Angstsituationen hinein und bleiben so lange in ihnen, bis die Angst deutlich schwächer geworden oder weg ist. Dieses Vorgehen können Sie sich 4 h und mehr an einem Stück vornehmen. Vielleicht begleitet Sie ein guter Freund oder eine Freundin. Sie soll sich aber zwischendurch immer wieder zurückziehen, damit Sie der Angst in den verschiedenen Angstsituationen auch alleine standhalten.

Mit massierter Konfrontation lässt sich das *Vermeidungsverhalten innerhalb weniger Tage abbauen* und ein Großteil der Panik abschwächen. Das Vorgehen setzt selbstständiges Verhalten, eine starke Motivation und psychische und körperliche Belastbarkeit voraus. Die ersten Tage kosten viel Überwindung, vor allem dann, wenn der Schutz eines Freundes, der Sie begleitet und ermutigt, fehlt. Andererseits bietet sich aber die Möglichkeit, die Angst mit einer Rosskur zu überwinden. Die *Gewöhnung an die Angst* dauert auch hier sehr lange, Sie müssen mit *ein bis zwei Jahren* rechnen. Erst dann haben Sie keine Erwartungsangst mehr, wieder volles Vertrauen in ihre körperlichen und mentalen Abläufe und fühlen sich wohl in Ihrer Haut. Das Vermeidungsverhalten hingegen bauen Sie in wesentlich kürzerer Zeit ab, sofern Sie sich regelmäßig mit der Angst konfrontieren.

Manchmal gibt es Lebensumstände, die einem keine freie Wahl lassen und zu massierter Übung nötigen:

Fallbeispiel

Notgedrungen Überflutung

Kirsten, eine 36-jährige Frau mit Agoraphobie, kam zur Therapie, weil sie unter der Angst vor einem Herztod litt. Neben mehreren phobischen Ängsten hatte sie auch eine starke Flugphobie. In einer Woche (!) sollte sie aus beruflichen Gründen nach Thailand fliegen. Würde sie sich weigern, müsste sie mit einer Veränderungskündigung, wenn nicht sogar mit einer vollendeten Kündigung rechnen.

Wir waren also gezwungen, sie in einem einzigen doppelstündigen Therapiegespräch auf den langen Flug vorzubereiten. Neben der Aufklärung über Panik und der Empfehlung von Selbsthilfe-Lektüre sprachen wir über Möglichkeiten der Aufmerksamkeitslenkung (► Abschn. 3.1), die sie vor und während des Fluges vornehmen könnte. Kirsten kam besonders gut und schnell mit der Bauchatmung (► Abschn. 3.2.5) zurecht, weil sie bereits während der Schwangerschaft ähnliche Atemübungen gelernt hatte.

Zu allem Unglück erlitt auf dem Hinflug im Jumbojet eine 65-jährige Frau in der Reihe vor Kirsten einen Herzanfall. Zufällig waren drei Ärzte an Bord, die über Lautsprecher hinzugerufen wurden. Voller Sorge und in auf- und abgehenden Panikwellen musste Kirsten mit ansehen, wie Erste Hilfe und Herzmassage geleistet wurde. Die allgemeine Aufregung war groß. Eine Notlandung wurde erwogen. Aber es ging gut: Beide haben überlebt! Davor hätte Kirsten sich nicht vorstellen können, so eine Situation zu bestehen.

Zu ihrer allergrößten Überraschung schaffte sie den Rückflug ohne nennenswerte Angst. Im Nachhinein erlebte sie die unfreiwillige Überflutungsbehandlung als sehr förderlich für ihr therapeutisches Vorankommen. Offensichtlich war es für Kirsten auch beruhigend, zu erleben, wie der Frau in dem ernsten kardiologischen Schwächezustand, den sie selbst so sehr fürchtete, geholfen wurde.

- **Konfrontation mit den körperlichen Symptomen der Angst**
Reagieren auch Sie besonders empfindlich und kritisch auf körperliche Angstsymptome? Die meisten Panikpatienten fürchten sich vor ein bis zwei bestimmten körperlichen Beschwerden beim Panikerleben, z. B. vor Herzrhythmusstörungen, Atemnot, Schwindel, weichen Knien oder Unwirklichkeitsgefühlen. Viele befürchten, es wären Anzeichen für eine schwere Erkrankung. Dahinter steht (diffus) Todesangst (Fehlinterpretation). Aus Angst vor dem Auftreten dieser Symptome und ihren Folgen belauern sie ihren Körper. In der Angstliteratur wird neuerdings darauf hingewiesen, wie wichtig es ist, sich nicht nur den Angstsituationen, sondern auch dem einen oder anderen körperlichen Angstsymptom zu stellen, um die Angst vor drastischen Folgen zu hemmen. Diese (interozeptive) Konfrontation verspricht Studien zufolge bessere längerfristige Wirkungen und weniger Rückfälle. Stellen Sie sich deshalb auch Ihren körperlichen Angstsymptomen. Mehrere Vorgehensweisen können Ihnen helfen, Ihre kognitive Fixierung auf körperliche Symptome zu lockern:

⇒ Intensive Körperbewegung wie Joggen, Seilchenspringen oder rasches Treppensteigen ruft Atemnot, Herzrasen usw. hervor. Viele Panikpatienten hatten während einer sportlichen Anstrengung einen Panikanfall und meiden seither jeglichen Sport. Falls es Ihnen ähnlich erging oder Sie bei sportlicher Bewegung sehr unruhig werden, wäre es gut, Sie würden kleinschrittig wieder mit Sport beginnen (Joggen, Nordic Walking, Heimtrainer). Unterziehen Sie sich regelmäßig einer körperlichen Anstrengung – bald ohne Sicherheitsverhalten, bis Sie wieder absolut angstfrei und unbesorgt sind. Wichtig ist auch hier, dass Sie sich vor Beginn einer sportlichen Betätigung überlegen, was Sie machen wollen und wie lange. Halten Sie die Zeit dann

Körperliche Anstrengung als Konfrontationsübung

3

auch durch. Mit Sport stärken Sie nicht nur Ihre körperliche Kondition, sondern gewöhnen sich auch gleichzeitig an einige Ihrer gefürchteten körperlichen Angstsymptome.

Herztätigkeit

— Eine andere Möglichkeit wäre, sich 5 min auf den Herzschlag zu konzentrieren. Falls Sie oder Ihr Herzklopfen dabei in Aufruhr geraten, halten Sie die Angst aus, bis sie wieder von alleine zurückgeht; es kann nichts Gefährliches passieren, Herzrasen und Angst legen sich von alleine. Sie können diese Wahrnehmungsübung so lange wiederholen, bis Sie Ihre Herztätigkeit sorglos und gelassen beachten können (▶ Abschn. 4.1).

Flache Atmung

— Desgleichen können Sie für ½–1 min immer wieder *absichtlich* hechelnd atmen *(hyperventilieren)*. Sie werden sehen, auch hierbei stößt Ihnen nichts zu: Die körperlichen Missempfindungen, die dabei auftreten, gehen zurück, sobald Sie wieder normal atmen (▶ Abschn. 2.3.3).

Selbstdiagnosen

— Einige ängstliche Personen wollen sich bei panischer Angst immer wieder *selbst diagnostizieren,* indem sie den eigenen Puls fühlen oder den Blutdruck messen. Das besorgte Zuwenden treibt ihren Puls in die Höhe. Suchen sie Beim wahllosen Suchen in medizinischen oder psychologischen Foren und Büchern nach Erklärungen geschieht Ähnliches: Sobald sie unruhig darin blättern, nehmen sie vor allem das selektiv wahr, was ihre Befürchtungen untermauert, und das heizt ihre Angst an. Folglich ist Selbstdiagnostik ein *Sicherheitsverhalten,* weshalb es ratsam ist, jegliche Selbstuntersuchungen zu unterlassen. Oder Sie tun genau das Gegenteil (Paradoxon) und verordnen sich solange, sich immer wieder selbst zu diagnostizieren, bis Sie keinen angstgetriebenen Untersuchungsdrang mehr bekommen. Verschreiben Sie sich selbst ein Symptom, hat es nach einer Weile keine Macht mehr über Sie. Sie könnten sich täglich 10 min Zeit nehmen und sich auf die Wahrnehmung von Anzeichen für Angst konzentrieren. Einerseits konfrontieren Sie sich absichtlich mit Ihrer Angst; andererseits setzen Sie ihr einen Rahmen und grenzen sie ein.

Körperchecks

— Erschrecken Sie sich manchmal über körperliche Symptome der Angst, könnten *Körperchecks* hilfreich sein. Dabei beobachten und verfolgen Sie Ihre körperlichen Angstsymptome ganz genau, definieren sie als Teile einer Alarm- oder Stressreaktion und schätzen ihre Stärke auf einer Skala von 1–10 ein. Ihre Aufmerksamkeit ist dann vollständig auf die sachliche Beschreibung der Angstsymptome gerichtet, auf nichts anderes. Je genauer und intensiver Sie die in Ihren Angstsituationen erlebten körperlichen Empfindungen der Angst wahrnehmen und beschreiben, desto weniger lassen Sie sich gleichzeitig auf Katastrophenfantasien und Horrorszenarien ein. Über diesen Weg können Sie die ängstliche

Ereregung kontrollieren und zu einer neuen, wirklichkeitsnahen Einschätzung Ihrer panischen Angst gelangen. Eine Liste der physiologischen Beschwerden bei Panik mit Erläuterung der wichtigsten Symptome finden Sie in ▶ Abschn. 4.1.

■ Umgang mit der Angst an „guten" und „schlechten" Tagen

Die Unterscheidung zwischen Tagen, an denen Sie sich schwächer oder stärker fühlen, dürfte Ihnen nicht schwerfallen. An „guten" Tagen sind Sie belastbarer, aktiver und handlungsfähiger.   Gute Tage

Hauen Sie aber nicht gleich über die Stränge wie Ulrike es tat. Suchen Sie lieber eine Angstsituation häufiger auf und desensibilisieren Sie sich gründlich, bevor Sie zur nächsten überwechseln.

An „schlechten" Tagen müssen Sie Ihre Hände nicht in den Schoß legen. Sonst zieht sich der Angstabbau zu sehr in die Länge. Nehmen Sie sich aber lieber nicht zu viel auf einmal vor. Vielleicht suchen Sie Angstsituationen auf, die Sie bereits mehrfach durchgestanden haben, fahren Sir z. B. mit dem Auto zu einer Freundin.   Schlechte Tage

> **Zusammenfassung**
> Sie bauen Ihre Panik- und Angstneigung ab, indem Sie Angst
> zulassen und aushalten. Provozieren Sie deshalb laufend
> Angstanfälle, damit Sie immer wieder erfahren, dass Angst
> vom Erleben her zwar heftig ist, ansonsten aber ganz harmlos.
> Körperlich und psychisch stößt Ihnen nichts zu. Übertreiben
> Sie es anfangs nicht an schlechten Tagen, um nicht total
> von der Angst überrollt und entmutigt zu werden, denn Sie
> könnten Gefahr laufen, die Angstbewältigung einzustellen.
> *Konfrontation wird* leider *viel zu wenig eingesetzt.* Vielfach
> beruht das auf Unwissenheit. Studien zeigen, dass
> nur etwa 1/3 der Therapeuten ihre Angstpatienten zu
> Konfrontationsübungen motivieren, therapeutengeleitete
> Konfrontation mit ihnen machen und sie zur Konfrontation
> im Alleingang anleiten. Der größere Teil der Therapeuten,
> darunter auch Verhaltenstherapeuten, baut nur auf kognitive
> Therapie und Entspannungsverfahren. Folglich kommt es
> oft zu weniger nachhaltigen Therapieerfolgen. Als Gründe,
> Konfrontation nicht durchzuführen, werden genannt: 1)
> Konfrontation rufe beim Patienten Angst hervor und das
> wäre schädlich (!), 2) der Therapeut sei dafür nicht genügend
> geschult, 3) Konfrontation sei nur eine fakultative oder
> wahlweise Behandlungsmethode.
> Lassen Sie sich nicht beirren: Konfrontation bringt Sie weiter
> und das nachhaltiger als alle anderen Angstbewältigungs-
> methoden.

3

3.2.5 Aufmerksamkeitslenkung: Panik nicht nur passiv über sich ergehen lassen

Wieder mehr auf sinnvolle Dinge achten

Konzentration ist geistige Sammlung. Gerichtete Aufmerksamkeit ist genaues Beobachten und erhöhte Konzentration. Ihre Angst beobachten Sie gewohnheitsmäßig und ständig mit Argwohn und Muffensausen. Diese unsinnige Gewohnheit sollten Sie ändern, da sie Angst schürt. Lernen Sie stattdessen, sich wieder bewusst auf sinnvolle Dinge in Ihrem Leben zu konzentrieren.

> **Tipp**
>
> Richten Sie Ihre Aufmerksamkeit beim ersten Anzeichen von Angst bewusst auf etwas anderes, neutrales, anstatt den weiteren Panikverlauf ängstlich zu verfolgen! Bekämpfen Sie Ihre aufkommende Angst, anstatt sie passiv mit hängenden Schultern über sich ergehen zu lassen! Sie halten die Angst dann leichter aus.

In der ersten Zeit der Konfrontationsübung empfiehlt es sich, die Aufmerksamkeit bewusst zu lenken, um den Angstanstieg zu unterbrechen und damit unter Kontrolle zu bringen. Mit gutem Zureden allein können Sie die aufkommende Wucht einer Panikattacke nicht auffangen. Im Verlauf der Konfrontation und verbesserten Angstkontrolle lösen sich negative kognitive Bewertungsmuster allmählich von alleine auf und Sie werden gelassener.

Aufmerksamkeitslenkung auf Neutrales

Es gibt Kritik an dieser Vorgehensweise: Man dürfe sich bei einer Konfrontationsübung nicht von der Angst ablenken. Nach meiner Erfahrung fällt es vielen ängstlichen Personen jedoch leichter, in Angstsituationen hineinzugehen, wenn sie ihre Aufmerksamkeit auf etwas richten, das nichts mit der Angst zu tun hat. Dabei erleben sie außerdem, dass Sie *Einfluss* auf ihre Angst *nehmen können*, und diese *Selbstwirksamkeit* stärkt ihr Selbstwertgefühl, selbst wenn sie weiterhin noch Panikattacken erleben. Neuere Studien belegen, dass die Ergebnisse der Konfrontation mit oder ohne „Ablenkung" vergleichbar gut ausfallen. Aufmerksamkeitslenkung („Externalisierung der Aufmerksamkeit") erleichtert es vielen, sich überhaupt erst auf Konfrontation einzulassen.

Das Allerwichtigste ist jedoch, immer wieder Angst zu provozieren und auszuhalten. Ich werde nicht müde, dies zu betonen. Dadurch erfahren Sie schon bald, dass Panik ungefährlich ist. Das erleichtert es Ihnen, Ihre Angstbereitschaft allmählich besser anzunehmen und mit der Angstbewältigung fortzufahren.

Konzentrationshilfen gibt es für alle Sinne (Augen, Ohren, Nase, Gaumen, Haut). Entspannungsverfahren wie Atemübungen eignen sich ebenfalls sehr gut. Die folgenden Anregungen sollen Ihre Fantasie beflügeln. Schauen Sie, was Ihnen liegt, experimentieren Sie, um heraus zu finden, was Ihnen nützlich ist. Versuchen Sie, mehrere Konzentrationshilfen zu finden, damit Sie Auswahlmöglichkeiten für unterschiedliche Angstsituationen haben. Ohne Fleiß jedoch kein Preis. Wundermethoden, die rasch – wie die Einnahme einer Pille – helfen, gibt es nicht. Sie müssen schon üben.

Konzentrationsmöglichkeiten für alle Sinne

Für ein Aufmerksamkeitstraining bei Angst haben sich besonders bewährt:
- Muskelanspannung und -entspannung,
- Bauchatmung,
- Sinnes- und Gedächtnisübungen.

▪ Progressive Muskelentspannung nach Jacobson

Die Grundidee dieser Entspannungsmethode stammt aus dem Yoga. Die progressive Muskelentspannung kann leicht in Selbsthilfe gelernt werden. Ich halte sie aus zwei Gründen für besonders nützlich gegen Angst: Einmal muss man sich in doppelter Weise konzentrieren – auf die Anweisungen und auf die aktive An- und Entspannung von Muskelpartien. Zum anderen lässt sie sich im Gegensatz zum autogenen Training an jedem Ort und in jeder Lage durchführen: stehend, sitzend, liegend, laufend, zu Hause und in der Öffentlichkeit.

In Selbsthilfe erlernbar

Bei Unruhe und Angst kommt es zur Anspannung von Muskeln – manchmal bis über die Schmerzgrenze. Das Muskelspannungstraining ist ein Hilfsmittel, um Verspannungen und emotionale Erregung wie Angst zu dämpfen. Insbesondere die motorische Angstebene (▶ Abschn. 2.2.3) wird angesprochen. Die Entspannung breitet sich auf die anderen Ebenen aus. Im entspannten Zustand ist die Skelettmuskulatur locker und weich und Müdigkeit kommt auf. Das ist unvereinbar mit ängstlicher Erregung.

Progressive Muskelentspannung

Die progressive Muskelentspannung wird auch gegen Schlafstörungen, Überarbeitung oder bei Lampenfieber eingesetzt. Eine Anleitung finden Sie in ▶ Abschn. 4.4.

Gutes Schlafmittel

Zusammenfassung
Mit täglichem Üben lässt sich die progressive Muskelentspannung in wenigen Wochen erlernen und kann dann zur Angstkontrolle eingesetzt werden: Sobald Sie bemerken, dass Angst aufkommt, konzentrieren Sie sich auf die Anspannung und Entspannung der Fäuste, des Nackens, der Oberschenkel und anderer Muskelpartien. Mit voller Aufmerksamkeit auf die

3

Anweisung zur Muskelentspannung und ihre Durchführung unterbinden Sie zudem Ihre Fixierung auf Angstsymptome und verhindern die Intensivierung der Angst.

■ Hyperventilation und Bauchatmung

Falsches Atemmuster

Atmen Sie während eines Panikanfalls flach und schnell oder holen Sie übertrieben tief Luft? Dann hyperventilieren Sie wahrscheinlich etwas! Flaches Atmen lässt sich bei fast allen Angstpatienten beobachten, wenn sie in Angst geraten. Das falsche Atemmuster nehmen sie meist gar nicht wahr. Es beeinflusst den Angstverlauf entscheidend.

Bei flacher Atmung *(Hyperventilation)* wird zu viel Kohlendioxid (CO_2) ausgeatmet. Die Folge ist eine Überbelüftung der Lunge (► Abschn. 2.3.3) mit Störung des Gleichgewichts von Sauerstoff und Kohlendioxid im Blut. Bei anhaltender Hyperventilation wird das ionisierte Kalzium im Blut herabgesetzt, wodurch sich vor allem im Gehirn Gefäße verengen. Daraufhin werden Nervenzellen erregbarer und es entstehen physiologische Beschwerden wie Schwindel, Benommenheit, Taubheitsgefühle, Herzrasen, Bauchschmerzen, Übelkeit, vorübergehende Sehstörungen oder das Gefühl, neben sich zu stehen. Hyperventilieren steigert die Angst rasant. In vielen Fällen wird Panik ausgelöst. Im fortgeschrittenen Stadium der Hyperventilation kann es (vorübergehend) zu Muskelverkrampfungen kommen, die zu einer „Pfötchenstellung" der Hände und Füße führen und im Extremfall – nach besonders anhaltendem Hyperventilieren – zu Ohnmacht.

Bei emotionaler Erregung kommt es oft zur Veränderung der Atmung: Wir atmen bei psychischer Erregung automatisch anders. Einige Angstexperten behaupten, dass Atembeschwerden den Panikanfällen vorausgehen und dass sie ein charakteristisches Merkmal von Panik sind. Andere wiederum halten Hyperventilation lediglich für eine Folgeerscheinung der Angst. Wir dürfen in Anlehnung an die jüngere Panikforschung davon ausgehen, dass akute Hyperventilation keine entscheidende vorausgehende Bedingung für das Auftreten von panischer Angst ist. Vielmehr reagieren Panik- und Agoraphobiepatienten grundsätzlich häufiger empfindsam auf die Veränderung der Atmung.

Mit Absicht flach atmen

Um die Wirkung von zu flacher oder zu tiefer Atmung bei Erregung kennenzulernen, können Sie ein Verhaltensexperiment machen und für kurze Zeit absichtlich flach und rasch atmen, also hyperventilieren. Es ist nicht gefährlich. Atmen Sie etwa 30 s flach und hechelnd (wie Hunde bei starker Hitze). Selbstverständlich können Sie noch länger absichtlich hyperventilieren, etwa ein bis zwei Minuten. Die physiologischen

Beschwerden (Schwindel, Benommenheit oder Übelkeit), die daraufhin (jedermann) erlebt, legen sich rasch, sobald Sie wieder normal atmen. Bei dieser Übung erfahren Sie, wie sehr die hervorgerufenen körperlichen Missempfindungen einigen Ihrer Angstsymptome ähneln. Und Sie verstehen auch besser, wie die Atmung in das Angstgeschehen eingreifen kann.

Möglicherweise erleben Sie diese bewusst hervorgerufenen physiologischen Symptome bereits als bedrohlich und beängstigend. Sollte das der Fall sein, können Sie diese Übung als *Angstkonfrontationsübung* nutzen, um die körperlichen Symptome der Angst abzuschwächen:

> **Tipp**
>
> Wiederholen Sie willkürliches Hyperventilieren so oft, bis Sie die Folgen Ihrer flachen Atmung über einen Zeitraum von 30–60 s angstfrei aushalten können. Damit lernen Sie Ihre physiologischen Abläufe besser kennen und stärken Ihre Möglichkeiten, auf die Atmung Einfluss zu nehmen.

Bei Hyperventilation empfehlen Ärzte, für eine Weile in eine Tüte zu atmen, damit das ausgeatmete CO_2 sofort wieder eingeatmet wird. Noch besser: Mit Bauchatmung – den Bauch haben Sie ja immer dabei – können Sie flaches Atmen korrigieren und somit Einfluss auf das Angstgeschehen nehmen. Gelingt es Ihnen, sich gleich zu Beginn eines Angstanfalls auf etwa 10–20 ruhige und gleichmäßige Atemzüge zu konzentrieren, unterbinden Sie gleichzeitig ängstliche Gedanken.

Das Grundprinzip der Bauchatmung besteht darin, locker und leicht mit dem Zwerchfell, das muskulös zwischen Brust und Bauch verankert ist, zu atmen. Am besten atmen Sie im Dreierrhythmus: 1) Einatmen (möglichst durch die Nase bei geschlossenem Mund), 2) ausatmen (durch den leicht geöffneten Mund), 3) kleine Atempause, bis der Drang zum Einatmen von ganz alleine kommt.

Wenn Sie in dieser Weise ruhig und gelassen in den Bauch atmen, bewegt sich das Zwerchfell beim Ein- und Ausatmen im selben Rhythmus mit, entfächert die unteren Rippen wie ein Blasebalg und bewegt auch die Lunge. Selbst der Rumpf schwingt sanft mit. Diese Atemtechnik ist unvereinbar mit Hyperventilieren.

Sie können die Atemlenkung in den Bauch mit Ihren Händen verfolgen. Die eine Hand liegt auf dem Bauch; sie spürt das Rundwerden des Bauches beim Einatmen und das Zusammenziehen der Bauchmuskeln beim Ausatmen. Die andere Hand liegt auf der Brust. Ihre Hände signalisieren Ihnen, ob sich beim Atmen nur der obere Teil der Brust bewegt (dann ist die Atmung zu flach) oder auch der Bauch. Im Idealfall bewegen sich bei der Bauchatmung vor allem der Bauch und weniger Brust und Schultern.

> **Tipp**
>
> Flache Atmung lässt sich korrigieren. Haben Sie Geduld und versuchen Sie, immer wieder 10–20 Atemzüge lang Bauchatmung zu machen, wann immer Sie daran denken. Atmen Sie dabei genüsslich länger aus als ein, denn beim Ausatmen entspannen sich sämtliche Körpermuskeln, während die Muskulatur beim Einatmen in leichte Spannung gerät.
> Diese Übung erfordert viel Aufmerksamkeit. Daher eignet sie sich besonders gut für Aufmerksamkeitslenkung beim Aufkommen von Panik – zumal sie auch Hyperventilieren verhindert.

Atmen Sie leicht und locker. Kopfgesteuert kann die Atmung nur kurz beeinflusst werden, das reicht aber schon aus, um den Teufelskreis der Angst zu unterbrechen. Die Atmung setzt sich automatisch von alleine fort. Wir atmen ja auch reflexartig im Schlaf und im Koma.

Frauen mit Kindern, die in Schwangerschaftskursen waren, sind für die Bauchatmung sensibilisiert und beherrschen sie im Nu. Viele Musiker und Sportler haben Atemtechniken wie Bauchatmung ebenso gelernt.

■ Aufmerksamkeitsübungen nach Belieben

Bei Panikbeginn Aufmerksamkeitslenkung

Suchen Sie beim ersten Anzeichen von Angst nach weiteren Möglichkeiten der Aufmerksamkeitslenkung, um das gewohnheitsmäßige gedankliche Schwarzmalen abzustellen. Es fällt Ihnen dann auch leichter, der Angst standzuhalten. Machen Sie einen Cut bei der ängstlichen Selbstaufmerksamkeit und richten Sie Ihre Aufmerksamkeit entschieden und bewusst auf Dinge in Ihrer Umgebung. Setzen Sie dabei bewusst alle Sinnesfunktionen ein – Hören, Tasten, Riechen, Schmecken. Suchen Sie nach mindestens drei bis vier neutralen Dingen oder Aktivitäten, auf die Sie im Ernstfall Ihre Aufmerksamkeit richten können. Einige meiner Patienten notierten sie sich sogar, weil Ihnen während der Panik vor lauter Erregung nichts eingefallen war.

Falls Sie gerne lesen, halten Sie immer ein Buch, eine Zeitung oder Zeitschrift bereit, wenn Sie unterwegs sind.

Beobachtung der Umgebung

Schauen Sie sich (z. B. in der U-Bahn) die Leute genauer an – Haltung, Mimik, Kleidung. Versuchen Sie zu erraten, wie alt sie sind oder welchen Berufen sie nachgehen. Betrachten Sie Häuser, Bäume, Pflanzen, Tiere, im Notfall Nummernschilder.

Nehmen Sie Geräusche wahr und finden Sie heraus, woher sie kommen.

Hören

Führen Sie auf der Vorstellungsebene ein Gespräch mit einer vertrauten Person und achten Sie auf ihre Mimik und den Klang ihrer Stimme.

Drehen Sie das Radio oder den CD-Player auf und singen oder pfeifen Sie mit. Im Auto hört Sie ja keiner. Halten Sie Ihre Lieblingsmusik – auch auf dem Handy – bereit, aber keine, die Sie traurig stimmt.

Betasten Sie den Stoff Ihrer Kleidung – Nähte, Knöpfe, Reißverschlüsse. Kramen Sie in Ihrer Akten- oder Handtasche.

Tasten, Riechen, Schmecken

Riechen Sie an Ihrer Parfümflasche.

Lutschen Sie ein Bonbon, essen Sie ein Stück Obst oder trinken Sie einen Schluck Wasser.

Sie können auch Rechenaufgaben im Kopf lösen, vorwärts oder rückwärts zählen. Vielleicht überspringen Sie die ungeraden Zahlen; das erfordert noch mehr Konzentration.

Denkaufgaben

Beschäftigen Sie sich intensiver mit einem imaginierten schönen Bild und lassen Sie es nachwirken, z. B. wie Sie am Meer liegen, die Sonne genießen, die vom Winde angewehten Sandkörner auf der Haut spüren, das Rauschen des Meeres und das Gekreische der Möwen hören und den salzigen Seetang riechen. Oder Sie stehen hoch oben auf einem Gipfel im Gebirge, atmen die frische reine Luft ein und lassen sich von dem unglaublich schönen Panorama überwältigen.

Imaginierte Bilder

Sagen Sie sich mehrfach hintereinander kurze, positiv formulierte Sätze, die Sie überzeugend finden und die Sie ermutigen. Stellen Sie sich gleichzeitig den entsprechenden Zustand vor: „Die Angst geht vorbei" oder „Ich bin gesund". Sehen Sie sich angstfrei und voller Energie – oder „Alles ist o.k.", „Ich bin ganz ruhig", „Ich habe alles im Griff".

Autosuggestion mit Mut-Sätzen

Negativ formulierte Sätze wie „Es kann gar nichts passieren" sind umständlich und gelangen schwerer ins Unterbewusstsein.

Experimentieren Sie mit den Vorschlägen zur Aufmerksamkeitslenkung, finden Sie einige nützliche Möglichkeiten für sich und stellen Sie ein Sortiment auf Abruf bereit.

Angst wird bei einigen immer wieder kommen und muss ausgehalten werden können. Das fällt sicherlich leichter, wenn Einfluss auf das Ansteigen der Angst genommen werden kann. Sollten Sie aber *in helle Panik* (Stufe 9–10) geraten, helfen in dem Augenblick wahrscheinlich weder progressive Muskelentspannung noch andere Konzentrationsmöglichkeiten. In so einem Fall könnten Sie höchstens noch mit Sport auf die Angst einwirken. Auch wenn Sie bislang meinten, Sie müssten sich in so einem Moment besonders schonen, machen Sie doch einmal das Gegenteil, bewegen Sie sich:

Intensive sportliche Betätigung

3

Joggen Sie auf der Stelle, setzen Sie sich auf den Heimtrainer oder tanzen Sie, bis Ihnen der Schweiß aus allen Poren läuft. Mit intensiver körperlicher Bewegung können Sie die freigesetzten Stresshormone und damit auch die Panik sehr viel rascher abbauen.

Einer meiner Angstpatienten, ein großer, kräftiger Mann, behalf sich bei Panikattacken so lange mit Seilchenspringen, bis er seine Angst besser aushalten und wieder alleine aus dem Haus gehen und zur Arbeit fahren konnte. Das Sprungseil seiner 10-jährigen Nichte hielt er noch lange dafür bereit.

Sport entspannt

Probieren auch Sie sportliche Betätigung bei high-level-Angst! Danach fühlen Sie sich entspannt.

Handeln!

Stellen Sie sich nun der Angst und machen Sie regelmäßig Konfrontationsübungen!

3.2.6 Weiterhin Selbsthilfe oder Fremdhilfe?

Suchen Sie 4–6 Wochen lang Angstsituationen täglich auf, auch wenn Sie das Kraft und Zeit kostet. Die Konfrontationsübungen bringen Sie richtig voran! Falls sich aber herausstellt, dass Sie sich mit graduierter Konfrontation extrem schwertun (und das können nur Sie beurteilen), überlegen Sie, ob Sie nicht lieber fremde Hilfe in Anspruch nehmen. Es gibt eine Reihe von Hilfsmöglichkeiten, die in den folgenden Abschnitten vorgestellt werden.

■ Nahestehende als „Hilfstherapeuten" oder Expertenhilfe

Begleitende Person vermittelt Sicherheit

Sie könnten den Partner, Freund oder eine Freundin bitten, Sie bei schweren Übungen für eine Weile zu begleiten. Die Begleitperson vermittelt Ihnen Sicherheit; mit ihr trauen Sie sich mehr. Bitten Sie die Person, ► Abschn. 4.6 zu lesen. Ihr „Hilfstherapeut" sollte sich aber bald wieder (schrittweise) zurückziehen, damit Sie lernen, Ihre Angstsituationen auch eigenständig aufzusuchen.

Möglichst wenig therapeutische Begleitung

Wenn Ihnen das nicht gelingt, suchen Sie einen Psychotherapeuten auf. Obwohl Therapeuten viel Sicherheit ausstrahlen, begleite ich in meiner Rolle als Therapeutin Panik- und Agoraphobiepatienten dennoch so wenig wie möglich in Angstsituationen hinein. Bei ohnehin erhöhter Personenabhängigkeit verlassen sie sich nämlich zu sehr auf mich als Helfer. Es fällt ihnen zwar leichter, in die Angst hineinzugehen, aber sie finden den Absprung vom Therapeuten nur schwer, um alleine weiterzumachen. Diejenigen hingegen, die ihre Angst von Anfang an ohne „Sicherheitspersonal" bewältigen, kommen langfristig gesehen besser voran und sind auch weniger rückfallgefährdet.

Welche psychotherapeutischen Verfahren sind geeignet und wer gilt als Experte für die Behandlung von Panikstörung und Agoraphobie? Kognitive Verhaltenstherapie, wie sie in diesem Buch vorgestellt wird, ist der internationalen Therapiewirkforschung zufolge die wirkungsvollste Therapiemethode bei panischer und phobischer Angst. Verhaltenstherapie ist eine Leistung aller Krankenkassen.

Wer ist zugelassen für die Durchführung von *Verhaltenstherapie?* Für die Behandlung von Erwachsenen sind es Diplom-Psychologen und Fachärzte (meist sind es Psychiater mit Zusatzausbildung in Verhaltenstherapie). Bitten Sie Ihre Krankenkasse um eine Liste der an Ihrem Wohnort zugelassenen Psychotherapeuten mit dem Therapieverfahren, das sie auf Krankenkassenkosten ausüben dürfen. Es gibt 4 psychotherapeutische Richtlinienverfahren: Verhaltenstherapie, Psychoanalyse, Tiefenpsychologie und systemische Familientherapie. Sie können sich direkt an einen niedergelassenen psychologischen oder ärztlichen Verhaltenstherapeuten wenden und um einen Termin zum Erstgespräch bitten. 5 sogenannte probatorische Gespräche (Dauer jeweils 50 min) dienen der diagnostischen Einschätzung und dem Aufbau einer therapeutischen Beziehung. Sobald einer der Gutachter Ihrer Krankenkasse den Therapieantrag bewilligt hat, beginnen die therapeutischen Sitzungen (24 im Rahmen einer Kurzzeit- und 60 bei Langzeit-Verhaltenstherapie) (Psychotherapeuten sind neuerdings dazu verpflichtet, Ihnen im Notfall auch vor Therapiebeginn eine oder mehrere Sprechstunden zeitnah anzubieten).

Neben der ambulanten (und stationären) Verhaltenstherapie gibt es noch weitere Unterstützungsmöglichkeiten, z. B. in einer Selbsthilfegruppe (mehr im weiteren Text), mittels *Bibliotherapie* (Selbsthilfebücher wie diesem) oder mittels *virtueller Therapien*, die der Wirkforschung zufolge erstaunlich gute Ergebnisse erzielen. (Angstbehandlungsprogramme im Internet). Vielversprechend erscheinen auch Online-Therapien, bei denen Patient und Therapeut miteinander in E-Mail-Verkehr stehen und gelegentlich skypen, telefonieren oder persönlich Kontakt halten. Angststörungen lassen sich ambulant gut behandeln. In der Regel ist bei einer primären Angststörung kein stationärer Aufenthalt notwendig, auch wenn manche Panikpatienten infolge ihrer Sicherheitserwägungen meinen, in der Klinik besser aufgehoben zu sein. Nicht einmal ein Viertel der therapiewilligen Panik- und Agoraphobiepatienten wird stationär behandelt. Leider gibt es noch immer nicht in allen Kliniken fundierte verhaltenstherapeutische Behandlungsangebote. Zudem gehen die erzielten Fortschritte nach der Entlassung in die natürliche Lebensumgebung oft wieder verloren, wenn eine direkte Anschlussbehandlung fehlt. Die Zeit für eine Hemmung der Angst oder gar für den Aufbau einer neuen Gewohnheit ist in der Klinik zu kurz.

Kognitive
Verhaltenstherapie

Selten stationäre
Psychotherapie

3

Vom Hausarzt zum Psychotherapeuten

Die meisten Therapiewilligen suchen zuerst den *Hausarzt* auf. Dieser untersucht sie allgemeinmedizinisch oder internistisch. Heute verkennen nur noch wenige Ärzte Panik und Agoraphobie. Der Arzt Ihres Vertrauens wird zwischenzeitlich festgestellt haben, dass Sie körperlich gesund sind, und Ihnen nahelegen, sich an einen Verhaltenstherapeuten oder niedergelassenen Facharzt für Psychiatrie zu wenden. Psychiater diagnostizieren und behandeln psychische Störungen und Krankheiten medikamentös. Kognitive Verhaltenstherapeuten gehen ähnlich vor wie in diesem Buch beschrieben.

Viele Psychiater/Neurologen („Nervenärzte") und einige andere Fachärzte (Allgemeinärzte, Internisten, Gynäkologen) haben den Zusatztitel „Psychotherapeut" erworben. Sie bieten allerdings mehrheitlich tiefenpsychologische Behandlungen an. Bei Panikstörung, Agoraphobie, anderen phobischen Angststörungen und Zwängen sind wie erwähnt verhaltenstherapeutische Konfrontationsübungen besonders indiziert.

▪ Alkohol und Medikamente gegen Panik

Alkohol

Machen wir uns nichts vor: Das am meisten eingesetzte Mittel zur Angstdämpfung ist der Alkohol. Alkohol- und Drogenkonsum ist eine Variante von Vermeidungsverhalten. Betroffene (Angst-)Patienten geben nur ungern Auskunft darüber. Im Gegensatz zu Koffein und Nikotin entspannt Alkohol zuverlässig. (Panikstörung und phobische Ängste gelten als Risikofaktoren für Alkoholmissbrauch). Nach reichlich Alkoholkonsum kommt es, wie jeder weiß, am Tag danach zum Kater. Katerbeschwerden sind wiederum Risikofaktoren für Panik. Bei regelmäßigem Alkoholkonsum – ganz gleich ob zum Genuss oder zur Selbstmedikamentierung – entsteht mit der Zeit eine *biologische* Abhängigkeit – bei Jugendlichen schneller als bei Erwachsenen.

Psychopharmaka

Nicht süchtig machende Psychopharmaka sind weitgehend ungefährlich. Heute werden vor allem Antidepressiva gegen Panik eingesetzt und nicht mehr, wie noch in den 1970er und 1980er Jahren, die berüchtigten Beruhigungsmittel oder Tranquilizer, die für fast jeden Konsumenten eine hohe Suchtgefahr in sich bergen. Alle Medikamente machen jedoch *psychologisch* abhängig.

> **Wichtig**
>
> Psychopharmaka können nicht heilen. Sie dämpfen die Angst und sollten nur in besonders schweren Fällen und auch nur vorübergehend (bis zu etwa einem Jahr) zur Unterstützung einer Verhaltenstherapie eingenommen werden – unter ärztlicher Aufsicht (▶ Abschn. 4.3).

Werden *nur* Psychopharmaka zur Angstbehandlung eingesetzt, kommt es zu guten Behandlungserfolgen. Laut Panikforschung muss aber nach Absetzen der Medikamente mit einer Rückfallquote von 90–100 % gerechnet werden. Als kurzfristige Hilfe in Kombination mit einer verhaltenstherapeutischen Vorgehensweise können Medikamente wie Antidepressiva recht hilfreich sein. Dies gilt vor allem für Personen, die erheblich beeinträchtigt sind und z. B. nicht mehr alleine das Haus verlassen können oder für die eine Angstkonfrontation weder aus eigener Kraft noch in Begleitung einer Bezugsperson möglich ist. (Die Mehrzahl der Angstpatienten lehnt nach meinen Erfahrungen die Medikamenteneinnahme ab, manchmal ist das für sie von Nachteil).

Medikamente helfen kurzfristig in schweren Fällen

Fachärzte für Psychiatrie gehen sachkundig und verantwortungsbewusst bei der Verschreibung von Psychopharmaka vor. Die meisten anderen Ärzte greifen nicht immer maßvoll zu Medikamenten, weil sie oft nicht auf dem neuesten Stand der Medikamentenentwicklung und -vergabe sind. Noch immer werden Psychopharmaka verschrieben, die entweder abhängig machen, zu hoch dosiert sind oder nicht so gezielt helfen wie neuere Produkte. Von daher sollte die Verschreibung von stützenden Medikamenten in der Hand eines Psychiaters liegen. Psychologische Psychotherapeuten sind *nicht* berechtigt, Medikamente zu verschreiben.

Verschreiben sollte der Psychiater

▪ Selbsthilfegruppe

Wenn Sie mit der Angstbewältigung im Alleingang nicht vorankommen, erkundigen Sie sich nach einer (möglichst moderierten) *Angst-Selbsthilfegruppe*. Auskunft gibt ein Zentrum für Selbsthilfegruppen, der sozialpsychiatrische Dienst des zuständigen Gesundheitsamtes, Ihre Krankenkasse, Angst-Selbsthilfeorganisationen (▶ Abschn. 4.7) oder Wohlfahrtsverbände wie die Arbeiterwohlfahrt (AWO), das Rote Kreuz, Diakonische Werk oder die Caritas.

Selbsthilfegruppe

In einer (Angst-)Selbsthilfegruppe helfen sich alle Mitglieder wechselseitig, indem sie sich Mut machen, gegenseitig unterstützen, z. B. bei der Durchführung von Angstkonfrontation, Rückschläge gemeinsam auffangen, Telefonkontakt halten und langfristig unrealistische Einstellungen zur Angst verändern. Gruppenmitglieder, die mit der Angstbewältigung bisher gut vorankamen, sind häufig Modelle und Zugpferde für die anderen.

Es empfiehlt sich, in eine homogene Gruppe zu gehen, in der sich ausschließlich Menschen mit panischen und phobischen Ängsten treffen. Personen mit anderen psychischen Störungen haben andere, häufig schwerwiegendere Probleme (wie Suizidalität oder schwerwiegende Kontaktschwierigkeiten). Die Gespräche in heterogen

Homogene Angstgruppe

3

zusammengesetzten Gruppen helfen einem Agoraphobiker oft weniger, als sie ihn belasten.

In einer Selbsthilfegruppe sollte mit aktuellen Angstbewältigungsmethoden gearbeitet werden. Falls sie dort nicht bekannt sind, könnten Sie die hier beschriebenen Vorgehensweisen einführen.

Überfordert ist eine Selbsthilfegruppe nicht selten mit Angstpatienten, die auch noch unter anderen psychischen Störungen leiden, es sei denn, sie sind zusätzlich noch in Einzeltherapie. Vorsicht ist geboten bei der diagnostischen Einschätzung innerhalb der Gruppe. Ideal wäre es, wenn Sie eine Selbsthilfegruppe fänden, die locker begleitet oder auf Nachfrage von Angstexperten unterstützt wird.

Gründen Sie selber eine Gruppe

Gibt es keine Gruppe in Ihrer Nähe, dann gründen Sie selber eine Selbsthilfegruppe- durch Aufruf in der lokalen Presse oder über Internetforen. Mitarbeiter der erwähnten Dienste und Verbände helfen Ihnen sicherlich bei der Beschaffung einer geeigneten Räumlichkeit für wöchentliche Treffen.

3.3 Einfluss auf die Lebensführung

Bislang wurden Möglichkeiten der Angstbewältigung vor allem auf der Symptomebene behandelt. In diesem Kapitel geht es um den Alltag, die Lebensführung und wie ängstliche Menschen erfüllter, gesünder und stressärmer leben können, um ihre Lebensqualität zu verbessern. Und um weniger anfällig für Angsterleben zu werden.

3.3.1 Den Tag und die Woche vernünftig gestalten

Vermeiden begünstigt Isolation und Einschränkung

Wir wissen aus der Panikforschung, dass Angstpatienten, die überwiegend in der eigenen Wohnung als Hausfrau oder Hausmann bzw. als Selbstständige oder Selbstständiger arbeiten, viel leichter aus Angstsituationen flüchten, weil sie nicht regelmäßig aus dem Haus gehen und anderswo präsent sein *müssen,* z. B. an einem externen Arbeitsplatz. Mit dem Vermeiden nimmt nicht nur die Panikbereitschaft, sondern auch die soziale Isolation zu. Überspitzt formuliert ist die Zuflucht in das „schützende" Zuhause oft Motor für die Entwicklung von Beeinträchtigungen.

Selbstwert

Viele ängstliche Menschen ziehen sich bewusst zurück mit dem Vorsatz, sich so lange bedeckt zu halten, bis sie ihre Angst wieder im Griff haben. Genau das verstärkt aber ihre Panikneigung. Für die Bewältigung der Angst ist es unerlässlich, dass sie sich gleich von Anfang an eine gute Einteilung der Woche mit fester Struktur, sinnvollen Beschäftigungen und menschlichen Begegnungen vornehmen. Mit eigenverantwortlichem Handeln stärken sie ihr Selbstwertgefühl und haben auch weniger Zeit zum Grübeln.

> **Tipp**
>
> Suchen Sie gleich zu Beginn der Angstbewältigung nach sinnvoller Beschäftigung. Warten Sie nicht erst ab, bis Ihre Angst überstanden ist. Es ist gleich, was Sie machen, solange Sie nur aktiv werden und sich regelmäßig außer Haus und unter Leute begeben. Mit einer abwechslungsreichen Tages- und Wochengestaltung lösen Sie sich viel leichter von der Fixierung auf die Angst und kommen besser voran mit der Angstbewältigung.

Je mehr Sie Ihre Zeit mit Dingen anreichern, die Sie gerne machen und die einen vollen Einsatz erfordern, Sie aber nicht überfordern, desto weniger haben Sie Gelegenheit, sich ängstlich zu beobachten und in sorgenvollen Gedanken zu verstricken. Sie beugen Panikerleben vor und werden auch zufriedener, weil Sie ein ausgefülltes Leben haben.

Tages- und Wochengestaltung verhindert Sorgen

Nicht selten sind dafür Veränderungen in Ihrem Tages- und Wochenablauf notwendig. Sie könnten z. B. eine sinnvolle Teilzeit- oder Ganztagsbeschäftigung aufnehmen. Vielleicht möchten Sie lieber einer lange aufgeschobenen Freizeitbetätigung nachgehen oder eine Aus- bzw. Weiterbildung beginnen. Egal, was Sie vorhaben: *Fordern und fördern Sie sich! Jetzt!*

3.3.2 Gesundheitstraining

Im Abschnitt „Weibliche und männliche Lebensführung" (▶ Abschn. 2.3.2) haben Sie erfahren, dass ängstliche Personen dazu neigen, ungesund zu leben. Sie konsumieren oft schädliche Substanzen wie Nikotin, Koffein, Zucker, Alkohol oder Medikamente. Außerdem haben sie den Sport aufgegeben und ernähren sich nicht immer gesund. In Untersuchungen weisen Panik- und Agoraphobiepatienten im Vergleich zu nichtängstlichen Kontrollpersonen einen etwas höheren Gesamtcholesterinspiegel auf (erhöhte LDL- sowie HDL-Werte), den die Untersucher auf die Vernachlässigung von Sport und Ernährung zurückführen.

Oft ungesunde Lebensführung

Wichtige körperliche Systeme bilden eine psycho-neuro-endokrino-immunologische Einheit (▶ Abschn. 2.3.4). Wird

3

Kreislaufreaktionen

Veränderung der Herzrate
bei Panik eingeschränkt

Sport hat
psychotherapeutische
Wirkungen

Mäßige Belastung

Sport stärkt die Kondition
und entspannt

ein Körperbereich vernachlässigt, beeinflusst das die gesamte Person. Aus diesem Grunde sollte eine gesunde Lebensführung wesentlicher Bestandteil einer medizinischen und psychotherapeutischen Behandlung sein. Eine gesunde Lebensführung trägt ganz beträchtlich zu einer neurohormonellen und psychoimmunologischen Wiederherstellung bei.

Wie bereits ausgeführt führen die bei einem Panikanfall freigesetzten Stresshormone vor allem zu massiven Kreislaufreaktionen (▶ Abschn. 2.3.3). Gesundheitsmaßnahmen – wie die im Folgenden beschriebenen – stärken Kreislauf und Gesundheit. Indirekt nehmen Sie auch auf die Panikbereitschaft Einfluss.

Ein erschöpfter, nicht trainierter Organismus neigt schon bei geringfügiger körperlicher Anstrengung zu überschießenden Herz-Kreislauf-Reaktionen. Je weniger körperlich trainiert wird, desto langsamer bildet sich die Herz-Kreislauf-Erregung bei einer Angstreaktion (Sympathikusreaktion) zurück.

■ Regelmäßige sportliche Betätigung

Durch regelmäßige sportliche Betätigung können Sie überschüssige Energien oder innere Verspannungen kurzfristig abbauen. Langfristig stärken Sie damit Ihre allgemeine körperliche Verfassung. Körperliches Training schlägt sich bereits nach 6–12 Monaten im EKG (Messung der Aktionsströme des Herzens) nieder. Neuropsychologisch lässt sich dies ebenfalls mit bildgebenden Verfahren belegen. In einer Untersuchung gelang es Panik- und Agoraphobiepatienten *nur* mithilfe von Joggen 3-mal pro Woche, ihre Panikbereitschaft im Verlaufe eines Jahres spürbar abzuschwächen. Ähnliches erreichten auch depressive Personen.

Dabei muss keineswegs Leistungssport getrieben werden. Im Gegenteil: Exzessiver Sport (3–6 h täglich) führt nachweislich zu einer Überlastung des Körpers. So neigen Marathonläufer aufgrund ihrer extremen körperlichen Belastung manchmal vermehrt zu Immunschwäche. Es reicht aus, wenn Sie sich ein- bis dreimal die Woche körperlich anstrengen und Ihr Herz-Kreislauf-System hochfahren, um sich fit zu halten. Das erreichen Sie mit Mannschaftssport (Volleyball, Hockey...) oder Bodybuilding genauso wie mit einer Kampfsportart oder Saunagängen. Schön wäre es, wenn Sie dreimal die Woche für 30 min auf den Heimtrainer gehen, Jogging oder Nordic Walking machen würden. Sexuelle Betätigung (Orgasmuserleben) soll eine vergleichbare therapeutische Wirkung haben.

Die Mehrzahl meiner Angstpatienten gab an, früher sportlich tätig gewesen zu sein. Deshalb fiel es ihnen auch nicht schwer, Sport erneut aufzunehmen. Beginnen auch Sie wieder langsam mit sportlicher Betätigung, ohne sich gleich zu verausgaben. Fangen Sie moderat an und steigern Sie Ihren sportlichen Einsatz mit der Zeit. Sie werden sich bald an die Anzeichen von körperlicher Anstrengung gewöhnen. Bleiben Sie dran – möglichst bis ins hohe Alter.

Sport ist nicht nur ein wirkungsvolles Vehikel zur Beschleunigung der Gesundung. Sie können Sport auch gezielt zur *Entspannung* bei starker Anspannung einsetzen, z. B. morgens nach dem Aufstehen, wenn Sie innerlich erregt sind. Sport wirkt besser als jedes Beruhigungsmittel und entspannt Sie mindestens für 2 h und länger. Manche profitieren so sehr davon, dass sie aus lauter Begeisterung täglich 1 h Sport treiben. Übertreiben würde ich es aber nicht. Ein berufstätiger Mensch kann ohnehin aus Zeitgründen nicht viel Sport machen. *Wichtiger als die Häufigkeit ist die Regelmäßigkeit.*

Gehen Sie am besten mit Freunden oder Bekannten zum Sport. Auf diese Weise sorgen Sie auch noch für beständige soziale Kontakte.

Soziales Netzwerk

■ Gesunde Ernährung

Gesunde Ernährung trägt ebenfalls zu körperlichem und psychischem Wohlbefinden bei. Bedauerlicherweise werden die Erkenntnisse der modernen Ernährungswissenschaften noch nicht in allen Krankenhäusern, Ambulanzen, medizinischen und psychotherapeutischen Praxen zur Förderung von Heilungsprozessen beherzigt.

Sachgerechte Informationen über eine vitalstoffreiche Ernährung erhalten Sie noch am ehesten aus den Medien, dem Internet und aus einschlägigen Büchern. Schüler werden nur vereinzelt darin unterrichtet. Die Allgemeine Ortskrankenkasse (AOK) war die erste Krankenkasse, die ihren Mitgliedern kostenlos Ernährungskurse zur Vorbeugung gegen Zivilisationskrankheiten wie Karies, Diabetes, Rheuma, Krebs, Allergien und Herz-Kreislauf-Erkrankungen angeboten hat. Leider wurden viele dieser vorbeugenden Maßnahmen aus Kostengründen gestrichen.

Vitalstoffreiche Ernährung

Wir wissen heute, dass zu einer gesunden Ernährung pflanzliche Fette gehören, nur wenig tierisches Eiweiß, sehr viele Ballaststoffe aus Obst, Salat und halbgegartem oder blanchiertem Gemüse, möglichst wenig Weißmehlprodukte, Salz, fabrikgefertigter Zucker und auch Fruchtzucker (Fabrik- und Fruchtzucker sind ähnlich strukturiert), dafür aber reichlich Körnerbrot, naturbelassener Reis und Kartoffeln. Wer sich für seriöse Informationen über gesunde Ernährung, die mit den Grundsätzen der Deutschen Gesellschaft für Ernährung übereinstimmen, interessiert, kann sich im Internet sachkundig machen.

Im Zusammenhang mit Fragen der Ernährung sei an dieser Stelle noch auf das Phänomen der Unterzuckerung

Unterzuckerung

3

(Hypoglykämie) hingewiesen, das für Menschen mit Panik, ohne dass sie es bemerken, mitunter verhängnisvoll sein kann.

Oft nehmen Menschen bei Unruhe vermehrt Genussmittel zu sich. Fast alles, was suchtähnlich verzehrt wird, enthält entweder reichlich *Zucker,* kombiniert mit leicht abbaubaren Kohlenhydraten wie Weißmehl (in Kuchen und Brötchen), oder *Luxusdrogen* wie Nikotin, Koffein oder Alkohol. Zuckerhaltige Substanzen treiben den Blutzuckerspiegel in die Höhe und setzen Stresshormone frei. Jedes Mal, wenn Sie Süßigkeiten zu sich nehmen, kommt es zu überschießenden Blutzuckerreaktionen, bei denen Ihre Bauchspeicheldrüse viel Insulin produzieren muss. Das freigesetzte Insulin baut den Blutzucker rasch ab, woraufhin der Zuckerspiegel unter den Normwert sinkt, sodass es kurzfristig zu Unterzuckerung kommt. Die Folgen sind Kreislaufbeschwerden mit Schwindel, Herzrasen, Schweißausbrüchen oder wackeligen Beinen. Diese physiologischen Veränderungen begünstigen negatives Denken und Angsterleben bei Menschen mit überempfindlicher Wahrnehmung für körperliche Missempfindungen.

Auch die Ausschüttung von Stresshormonen im Zuge der Mobilmachung des Körpers bei Angst erhöht den Blutzuckerspiegel leicht. Er steigt auch wie erwähnt beim Rauchen und Kaffeetrinken. Infolge der biochemischen Wechselwirkungen wird bei angstsensiblen Personen leichter Panik ausgelöst.

▪ Verzicht auf Nikotin und Koffein

Nikotin

Viele Panikpatienten rauchen reichlich. Nikotin (das ist nur einer der vielen Giftstoffe beim Rauchen) gilt inzwischen als gesicherter Risikofaktor für den ersten Panikanfall. Vielleicht erinnern Sie sich an Ihre erste heftige Panikattacke und wie Sie diese erschüttert hat.

Weil panische und phobische Personen vorschnell mit Fehlinterpretationen auf körperliche Veränderungen reagieren, sollten sie für eine Weile sparsamer mit Tabak, Kaffee, Alkohol und Zucker umgehen – noch besser: Diese Stoffe solange meiden, bis sie ihre Angst unter Kontrolle haben.

Koffein und Süßigkeiten

Erfahrungsgemäß können Angstpatienten leicht von Kaffee lassen, vor allem nachdem sie an sich beobachtet haben, wie einige Minuten nach dem Kaffeetrinken eine *massive Kreislaufreaktion* aufkam. Der starke Konsum von Süßigkeiten lässt sich ebenfalls rasch bändigen. Eine Raucherentwöhnung, die einem passionierten, „süchtigen" Raucher eine unglaubliche Menge an Selbstdisziplin abverlangt, schaffen Angstpatienten hingegen meist nicht vor dem Ende der Angstbehandlung. Das ist bedauerlich, weil die Forschung zur Raucherentwöhnung eindeutig belegt, dass Panik- und Agoraphobiepatienten *bereits eine Woche* nach völliger Nikotinabstinenz weniger Unruhe und Panik erleben.

■ Entspannung

Entspannung ist eine weitere Gesundheitsvorkehrung, die sich mühelos erlernen lässt, sofern die daran interessierte Person trainingsbereit ist (▶ Abschn. 3.2.5 und 4.4).

Sie können die progressive Muskelentspannung selbstständig mithilfe der Anleitung im ▶ Abschn. 4.4 lernen. Oder Sie machen einen 10-stündigen Kurs in progressiver Muskelentspannung an der Volkshochschule oder bei einem niedergelassenen psychologischen oder ärztlichen Psychotherapeuten. Für einen Lernerfolg ist es wichtig, dass Sie regelmäßig zu Hause üben.

Etliche Panikpatienten haben sich bei dem Versuch, autogenes Training zu lernen, über Unregelmäßigkeiten der Herztätigkeit, die plötzlich bei der Herzübung aufkamen, erschreckt. Manche hatten sich zu sehr an die Stimme des Moderators gewöhnt oder konnten sich aus anderen Gründen nicht zu häuslichen Übungen aufraffen. Angstpatienten gelingt es verhältnismäßig leicht, die progressive Muskelentspannung selbständig zu lernen. Wichtig ist es nun, Entspannungsübungen in den Alltag zu integrieren und sie regelmäßig zur Regeneration einzusetzen – etwa nach der Arbeit, mittags nach einer Mahlzeit, beim Einschlafen oder vor einem aufregenden Ereignis.

Progressive Muskelentspannung oder autogenes Training

■ Schlaf

Gehen Sie rechtzeitig zu Bett und sorgen Sie für ausreichend Schlaf. Extremer Schlafmangel, der übrigens eher selten von Panik- und Agoraphobiepatienten beklagt wird, führt zu ausgeprägtem Unwohlsein, Konzentrationsstörungen – und im Extremfall sogar zu (vorübergehenden) psychischen Störungen. Falls Sie nicht ein- oder durchschlafen können, machen Sie ausgiebig Entspannung, lesen Sie sich müde, hören Sie Wohlfühl-Musik, schauen Sie fern (aber nicht beunruhigend Aufregendes), unterbrechen Sie jedenfalls Ihr sorgenvolles Grübeln. Lenken Sie Ihre Aufmerksamkeit von der Selbstaufmerksamkeit für Angstgedanken auf etwas anderes. Bleiben Sie nicht länger als 30 min im Bett liegen, denn Sie wälzen sich schlaflos von einer Seite auf die andere, sorgen sich und verleiden sich dadurch das Bett. Stehen Sie bei beharrlicher Schlaflosigkeit lieber auf und gehen einer angenehmen Beschäftigung in einem anderen Raum nach, bis Sie schläfrig werden. Dann können Sie wieder zurück ins Bett gehen.

Es gibt viele Möglichkeiten, sich bei Schlaflosigkeit zu entspannen. Finden Sie das Richtige für sich. Der eine liebt heiße

Genügend Schlaf

3

Bäder, der andere Steven-King-Horrorbücher (das berichten manche Angstpatienten allen Ernstes!). Einige lesen lieber Liebesromane, lösen knifflige (Sudoku-)Aufgaben oder sehen einen schönen Film, bis sie müde werden.

■ Genießen

Sie können zu mehr Wohlempfinden und zur Stärkung Ihrer Gesundheit beitragen, indem Sie sich schöne Erlebnisse und besondere Vergnügungen gönnen. Genussverhalten hat befriedigende und entspannende Wirkungen. Planen Sie entsprechend. Jeder braucht im Alltag Vorhaben und Dinge, auf die er sich freuen kann. Vorfreude ist auch eine Art von Genuss. Besonders schön für die meisten ist das *Zusammensein mit Freunden.* Wenn das auch für Sie gilt, dann raffen Sie sich auf und verabreden sich wieder häufiger.

■ Schöne Erlebnisse

Inaktivität und Rückzug

Verängstigte Menschen vermeiden zunehmend mehr, ziehen sich zurück und belauern sich im Hinblick auf Vorboten von Angst. Meistens planen sie nur noch das Allernotwendigste und ohne große Freude. Viele gehen bestenfalls noch beruflichen und familiären Verpflichtungen nach, ziehen sich aber vom Großteil ihrer Freunde zurück. Sie verreisen auch nicht mehr (gern), denn in der Ferne könnte es ja zu der gefürchteten Katastrophe kommen und dann wäre womöglich kein Arzt oder Krankenhaus in der Nähe. Sie haben resigniert und glauben nicht mehr daran, solche Situationen meistern, geschweige denn genießen zu können. Am Ende geht ihnen sogar der Stoff für Tagträume aus. Ein derart entleertes, freudloses Leben ist bedrückend und fördert depressive Verstimmungen.

Vermehrt Aktivitäten

Gehen Sie unter Leute, um nicht in ein solches Fahrwasser zu geraten. Verabreden Sie sich mit Freunden zum Essen, zu einem guten Film oder einer Theater-, Konzert- oder Sportveranstaltung. Ermöglichen Sie sich wieder all die Dinge, die Sie früher gerne gemacht haben. Falls Sie Angst vor einem Kinobesuch haben, verbinden Sie das Schöne mit dem Nützlichen, gehen Sie diese Situation konfrontativ an, vielleicht so: Wählen Sie einen besonders interessanten, fesselnden Film. Beginnen Sie mit einer (meist leeren) Nachmittagsvorstellung. Gehen Sie mit einer Freundin erst unmittelbar vor dem Hauptfilm hinein (an der Kasse erfahren Sie den genauen Beginn), um sich die hektische, lautstarke Reklame zu ersparen. Beim ersten Mal können Sie am Rand oder in die Nähe des Ausgangs sitzen, wenn Sie es anders nicht schaffen. Beim nächsten Kinogang wählen Sie eine Abendvorstellung und nehmen mitten in der Reihe Platz.

Falls Sie ein leidenschaftlicher Jogger, Spaziergänger oder Radfahrer waren, fangen Sie wieder an, zu laufen oder zu radeln. Steigern Sie langsam die Entfernungen. Nehmen Sie sich neue Strecken vor und die Schönheit der Natur mit allen Sinnen auf. Sie stärken damit nicht nur Ihr Lebensgefühl, sondern auch Ihre körperliche Kondition.

Man muss aber nicht immer gleich das Haus verlassen, um sich schöne Erlebnisse zu gönnen. Es gibt auch kleine Freuden innerhalb der eigenen vier Wände. Ich erschrecke immer wieder, wie wenig Alltagsfreude Menschen mit panischen und phobischen Ängsten erleben. Gefühle von Bedrohung und Angst-vor-der-Angst-Gedanken nehmen Ihnen oft die Lust an der Freude. Erlauben Sie sich bewusst wieder mehr Gutes im Alltag: Legen Sie Ihre Lieblingsmusik auf, lesen Sie wieder die Art Bücher, die Sie immer mochten und greifen Sie weitere still gelegte Hobbys auf. Vermutlich sind Sie Ihren Befürchtungen hörig und führen ein ziemlich eingeschränktes, freudloses Leben.

Kleine Alltagsgenüsse

3.3.3 Stressoren erkennen und beeinflussen

Menschen reagieren ganz unterschiedlich auf Stress. Sobald Belastungen schier nicht mehr auszuhalten sind und das Fass zum Überlaufen kommt, entwickeln einige Panik, andere werden depressiv oder körperlich krank. Panische und phobische Ängste sind Erscheinungsformen einer Stressreaktion, die meistens durch einschneidende Ereignisse, Veränderungen in der Lebensführung oder Überforderung ausgelöst werden.

Unterschiedliche Stressreaktionen

Aus der Panikforschung wissen wir, dass Personen, die an Panikstörung oder Agoraphobie leiden, *nicht mehr* Stress ausgesetzt sind als die Normalbevölkerung. Aber sie *bewerten Stress negativer*, reagieren empfindlicher darauf und fühlen sich oft unsicher im Umgang damit.

Stressempfindlichkeit

> **Tipp**
>
> Versuchen Sie, Belastungsfaktoren bei sich auszumachen und schauen Sie, inwieweit Sie darauf Einfluss nehmen können.
> Fällt Ihnen der Umgang damit schwer?

Beachten Sie die verschiedenen akuten und chronischen Stressoren des Panikmodells (◼ Abb. 2.3). Welche persönlichen Belastungen könnten Ihre Panikbereitschaft begünstigt haben? Zur weiteren Anregung folgen einige typische Beispiele aus der klinischen Praxis. Daran können Sie erkennen, wie belastende

3

Ereignisse eine Panikbereitschaft über Jahre hinweg begünstigen, schließlich auslösen und aufrechterhalten können.

- **Stressgeschichten**

Fallbeispiel 1

B., 34 Jahre, Altenpflegerin, leidet seit 16 Jahren an einer Agoraphobie mit Angst vor Herz- oder Erstickungstod. In den Jahren vor Beginn der Angst hatte sie Auseinandersetzungen mit dem „mäkeligen" Vater, dem sie in Diskussionen nicht gewachsen war. Sie fühlte sich außerdem benachteiligt gegenüber ihren Brüdern, die studieren durften, und zog deshalb mit 18 Jahren zu ihrem Freund. Als dieser zur Bundeswehr musste und sie zu dem Zeitpunkt auch noch allein in einem defekten, dunklen Fahrstuhl 20 min festsaß, brach der erste Panikanfall bei ihr aus.

Fallbeispiel 2

K., 37 Jahre, Kellnerin, leidet seit 11 Jahren an Panik und Agoraphobie. Auch sie hat Angst vor Herz- und Erstickungstod. Begonnen hat die Angst eher schleichend, als sich ihr Mann durch sein unkontrolliertes Glücksspiel bei ihr verschuldete. Zeitgleich wurden drei Knoten in ihrer Schilddrüse entdeckt, die auf die Luftröhre drückten. Dramatisch verschlimmert hat sich die Angststörung aber erst vor 6 Jahren nach dem plötzlichen Tod ihres Vaters während einer Herzoperation. Sie war von der Mutter über die Operation nicht informiert worden, weil sie gerade auf Urlaubsreise war. Sie hat ihre Entrüstung über die „Heimlichtuerei" geschluckt, verreist seither aber nicht mehr und hält sich nur noch in unmittelbarer Nähe ihrer Wohnung auf.

Fallbeispiel 3

S., 32 Jahre, Grafikdesigner, quält sich seit 2 Jahren mit panischer Angst vor Krankheit, Sterben und Tod. In den 1½ Jahren vor Ausbruch der Angst stand er unter massivem Leistungsdruck in einer großen Werbeagentur, weil er sich nicht mehr gegen die Flut der Aufträge wehren konnte. Sein Vater hatte schon seit Jahrzehnten Multiple Sklerose, inzwischen mit schweren Rückenproblemen. S. fürchtet nun, ebenfalls an MS zu erkranken und belauert seinen Rücken ängstlich, zumal dieser wirklich oft schmerzt. Die wahren Ursachen seiner Rückenbeschwerden sind eine Wirbelsäulenverkrümmung und Bandscheibenvorfälle, nicht eine MS. Den ersten Panikanfall erlitt er während einer Feier in einem mit vielen Menschen gefüllten Raum. Seither fühlt er sich unter mehreren Leuten unwohl, beobachtet seinen Körper mit größtem Argwohn und sucht bei kleinsten körperlichen Missempfindungen den Arzt auf. Auf seine Umwelt wirkt er wie ein Hypochonder.

Fallbeispiel 4

H., 48 Jahre, Bankkauffrau. Nach einer von ihr nicht gewollten, aber kampflos hingenommenen Trennung kam es zum ersten Panikanfall. In der Folge musste sie statt halbtags nun ganztags arbeiten. Außerdem war sie in die Wechseljahre gekommen und es traten intensivere körperliche Beschwerden auf. Inzwischen leidet sie unter der Angst vor Ohnmacht und Tod. Um bloß nicht alleine zu sein, lebt sie mit einem Mann zusammen, den sie nicht liebt.

Fallbeispiel 5

A., 26 Jahre, Bürokauffrau, stand am Ende der Lehre unter Prüfungsdruck, als sie die erste Panikattacke hatte. Die Prüfungszeit bei ganztägiger Beschäftigung war extrem anstrengend für sie. Zur Überforderung trug sie selbst noch bei, indem sie sich emsig bemühte, alles richtig zu machen, ohne zu klagen, nicht einmal bei Arbeitsüberlastung. Ihr Vater leidet ebenfalls unter Angst und Depressionen. Er lehnt eine psychotherapeutische Behandlung ab und nimmt seit Jahrzehnten Psychopharmaka. A. befürchtet, genauso „verrückt" zu werden wie der Vater. Nachdem sie immer mehr vermied, wurde sie arbeitsunfähig. Nun ist sie schon seit Monaten krankgeschrieben. Sie wohnt bei ihrem Freund. Alleine verlässt sie nicht mehr das Haus.

Fallbeispiel 6

E., 39 Jahre, Verkäuferin, hat seit 9 Jahren Agoraphobie mit Panikstörung. Vor Ausbruch der Panik bekam sie Bluthochdruck ungeklärter Ursache, der seither mit Betablockern gebändigt wird. Ihr Leben lang fühlte sie sich vom Vater vernachlässigt. Er bekam zwar als tüchtiger Bergmann das Bundesverdienstkreuz, um seine Familie kümmerte er sich jedoch sehr wenig. Seit vielen Jahren ist sie für die häusliche Pflege ihrer kranken Schwiegereltern zuständig. Sie danken es ihr aber nicht. Vielmehr kritisieren die beiden Alten sie unentwegt und streiten auch viel miteinander in ihrer Gegenwart. Das kann E. mit ihrem Harmoniebedürfnis kaum ertragen.

Fallbeispiel 7

B., 22 Jahre, Industriekaufmann, hat seit 5 Jahren eine Panikstörung mit Angst vor Herztod. An belastenden Lebensbedingungen nennt er einen mehrjährigen Cannabismissbrauch, die Aufgabe des Leistungssports und den Prüfungsdruck vor der Abschlussprüfung seiner Lehre. Während der Prüfungszeit fiel auch noch die gewohnte mütterliche Fürsorge weg, weil seine Mutter einen schweren Pflegefall in der Familie versorgen musste. Der erste Panikanfall trat auf, als er eines Abends allein in seinem Zimmer saß.

3

Fallbeispiel 8

M., 37 Jahre, Rechtsanwalt, bekam während des 2. Staatsexamens (vor 10 Jahren) einen heftigen Panikanfall. In der Folge kamen weitere hinzu. Zu jener Zeit hatte seine Mutter, an der er heute noch abgöttisch hängt, einen Herzinfarkt. Vor 6 Monaten trat eine neue Panikwelle auf, vermutlich wegen Überarbeitung in der Kanzlei. Auch M. befürchtet, an Herzversagen zu sterben. Täglich hält er Kontakt zur Mutter. Er lebt mit einer Frau zusammen, die wegen Ängsten und Depressionen ebenfalls in psychotherapeutischer Behandlung ist. Den gewohnten Ausgleichssport hat er vor Monaten aufgegeben, nachdem er auch beim Sport einen Panikanfall erlitten hatte. Seine berufliche Perspektive als Selbstständiger bereitet ihm Existenzangst. Immer häufiger greift er zum Alkohol – mittlerweile täglich.

Diese Auflistung einer beliebig vorgenommenen Auswahl von Panik- und Agoraphobiepatienten zeigt, welchen typischen Alltags- und Lebensbelastungen sie ausgesetzt sind (oder waren). Grauenvolle, kapitale Schicksalsschläge bleiben den meisten von ihnen erspart, aber sie entwickeln starken Leidensdruck.

Erkrankung oder Tod von Bezugspersonen

Studien zufolge treten bei etwa 25 % der Panik- und Agoraphobiepatienten die ersten Panikanfälle und Vermeidungsreaktionen im Anschluss an eine ernsthafte Erkrankung wie Pfeiffersches Drüsenfieber oder nach dem Tod einer nahestehenden Person auf, denn ab da fühlen sie sich existenziell gefährdet und fürchten sich vor Krankheit und Tod.

Chronische Unpässlichkeit

Bei einer ganzen Reihe (etwa 15 %) beeinflussen körperliche Erkrankungen die panische und phobische Angst. Bei 3 Frauen, deren Stressgeschichte gerade geschildert wurde, kamen Schilddrüsenerkrankungen vor, die hormonell behandelt werden mussten (► Abschn. 2.3.3). Bei 6 der 8 vorgestellten Personen wurde während der Angstbehandlung eine Allergie leichteren bis mittleren Ausmaßes diagnostiziert. Derartige körperliche Störungen verursachen zwar keine Panik, begünstigen sie aber, weil sie zu (chronischen) körperlichen Missempfindungen führen können, die den körperlichen Symptomen der Angst ähneln (► Abschn. 4.1).

Angstpatienten rauchen viel

Ökologisch-chemisch-physikalische Belastungen werden von Angstpatienten bewusst so gut wie gar nicht registriert, mit Ausnahme von schwüler Hitze, unter der fast alle Angstpatienten besonders leiden, und anhaltenden Feuchtwetterphasen. An Panik begünstigenden Schadstoffen wird in der Panikforschung vor allem Nikotin und Alkohol Aufmerksamkeit geschenkt. Mit einer Ausnahme haben die hier erwähnten Angstpatienten schon vor Beginn der Angststörung geraucht und danach erst recht. Irrtümlicherweise glauben sie, das Rauchen beruhige sie. Tatsächlich setzt es Stresshormone frei (► Abschn. 3.3.2). Zu Alkoholmissbrauch neigt nur ein geringer Teil.

Etwa 80–90 % der Panikpatienten wurden durch den ersten Panikanfall, der mit Todesangst und Angst vor Kontrollverlust einherging, erschüttert. Dasieses Erlebnis war ungewöhnlich belastend. Von daher wundert es nicht, dass die Angst vor dem Wiedererleben dieses bedrohlichen Gefühls der Kern ihrer Erwartungsangst bildet.

Die Befürchtung, selber nichts gegen das panische und agoraphobische Erleben ausrichten zu können – die eigene Hilflosigkeit – wächst mit dem Vermeiden von Angstsituationen.

Die Art des Umgangs von ängstlichen Personen mit Belastungsfaktoren lässt weitere persönliche Eigenschaften erkennen (▶ Abschn. 2.3.1): Sie sind nach anfänglicher Schüchternheit freundlich und entgegenkommend, nehmen Rücksicht auf andere, halten mit Kritik eher zurück, sind um Harmonie bemüht und tragen Konflikte ungern und schon gar nicht im Streit oder lautstark aus.

Angehörigen und Freunden gegenüber sind sie gerne gefällig und beachten deren Wünsche und Vorstellungen. Die meisten gelten als angenehme, umgängliche und kooperative Zeitgenossen und werden – auch als Patienten von Mitpatienten und Therapeuten – besonders geschätzt. Sie neigen aber vermehrt zu Abhängigkeit von Vertrauenspersonen und unselbstständigem Verhalten. Sie sind auch weniger risikofreudig und durchsetzungsfähig.

Obwohl sie zu kritischer Einschätzung fähig sind, sprechen sie die meisten Missstände am Arbeitsplatz, in der Familie oder beim Therapeuten nicht offen an oder nur mit diplomatischen Redewendungen – nach dem Motto: „Sei immer liebenswürdig, dann sind die Leute dir auch wohl gesonnen". Sie wollen anderen nicht weh tun und sind besonders anpassungswillig. Einige verheimlichen ihre Angst aus Scham. Ihr ausgeprägtes Sozialverhalten lässt sie sehr sympathisch erscheinen, setzt sie aber auch oft unter Anpassungsdruck!

■ Was tun, um Stress zu verringern?

Vermutlich haben Sie mittlerweile herausgefunden, welche Stressoren am Ausbruch Ihrer Panikstörung beteiligt waren. Überlegen Sie, unter welchem Druck Sie heute stehen und vielleicht auch in Zukunft stehen könnten. Natürlich kann man Belastungen nicht vorhersehen, schon gar nicht schwere Erkrankungen oder Unfälle. Einige Stressoren lassen sich aber erahnen, z. B. Überforderung aufgrund von Leistungsdruck am Arbeitsplatz oder Doppelbelastung mit Beruf und Familie.

Ein angemessener Umgang mit Alltagsbelastungen – auch zur Vorsorge – lässt sich erlernen (Problembewältigung). Personen mit Panik- und Agoraphobie behaupten sich in der Regel erstaunlich gut, sobald sie ihre Hemmungen überwunden haben.

Seitentexte (Marginalien):

Erster Panikanfall traumatisiert

Harmoniestreben

Soziales Verhalten von Panikpatienten

Bemühen um klagloses Verhalten

Stressmanagement

3

■ **Problembewältigung**

Die einzelnen Schritte beim Problemlösen oder Stressmanagement werden an einem Beispiel veranschaulicht. Stellen Sie sich eine Industriekauffrau vor, Melissa, die an ihrem Arbeitsplatz das Problem hat, „zu viele Überstunden" machen zu müssen. Den Problemlöseweg hielt Melissa schriftlich fest, um konzentrierter und gründlicher vorzugehen.

Beispiel für den konstruktiven Umgang mit einem Problem

Analyse des Problems

— Zuerst wird die Belastungssituation beschrieben: Was belastete Melissa *(Problemdefinition)?*
  - Ich mache im Schnitt 15 Überstunden die Woche. Das ist mir zu viel.

Analyse des Problems

— Warum muss ich (Melissa) das machen und welche Folgen hat das *(Analyse)?*
  - Die Arbeit ist mir in letzter Zeit zu viel geworden, denn wir haben mehr Aufträge bekommen und Frau X ist vorzeitig in den Ruhestand gegangen. Die Folge ist, dass ich häufig müde und abgespannt bin und mich nur noch lustlos zu privaten Verabredungen schleppe. Außerdem werden die Überstunden nicht bezahlt.

Zieldefinition

— Was will ich (Melissa) erreichen *(Ziel)?*
  - Ich möchte am liebsten die Arbeitszeit auf 2–5 Überstunden pro Woche runterfahren, damit ich mit meinen familiären Verpflichtungen besser hinkomme.

Brainstorming

— Was könnte ich tun (Brainstorming für *Lösungsideen*)?
  - Zuhauf und wahllos werden Lösungsideen und Handlungsalternativen gesammelt, ohne sie gleich zu bewerten oder zu verwerfen. Hier sind Melissas:
    1. Ich versuche, meine Arbeit zeitsparender zu organisieren.
    2. Ich bitte Kollegen um Mithilfe.
    3. Ich lasse Arbeiten, die weniger wichtig sind, erst einmal liegen, bis ich wieder mehr Zeit habe.
    4. Ich bitte den Chef um Entlastung durch eine Halbtagskraft oder einen Springer.
    5. Falls dennoch vermehrt Überstunden anfallen, möchte ich sie wenigstens bezahlt oder mit Freizeit abgegolten bekommen.
    6. Ich nehme die überschüssige Arbeit mit nach Hause.

Bewertung der Lösungsideen

— Jetzt werden die Ideen mit Blick auf die Konsequenzen bewertet: Welche Konsequenzen hätten die einzelnen Alternativen für Melissa *(Bewertung)?*
  - Zu 1. Wahrscheinlich spare ich damit nur eine halbe Stunde pro Tag. Andererseits bekomme ich einen besseren Überblick über meine Arbeitsgänge.

- Zu 2. Die Kollegen haben ebenfalls viel zu tun, wenn auch nicht in dem Maße wie ich. Vermutlich können sie nur gelegentlich einspringen. Das dürfte keine Lösung auf Dauer sein.
- Zu 3. Es fällt mir schwer zu entscheiden, welche Tätigkeiten nicht so wichtig sind und erst einmal auf Eis gelegt werden könnten.
- Zu 4. Vielleicht lande ich damit, denn der Chef sagte neulich selbst, es werde immer mehr Arbeit; eine weitere Kraft sei aber zu teuer, hat er hinzugefügt.
- Zu 5. Wenn ich meine Arbeit besser organisiere, reduziere ich die Überstunden. Daraufhin könnte ich getrost um Bezahlung von Mehrarbeit bitten, denn der Chef hat immerhin erwogen, eine Teilzeitkraft einzustellen.
- Zu 6. Damit würde ich meine Familie übermäßig belasten. Das sehe ich nicht ein.

■ Welches ist die vernünftigste Lösung *(Entscheidung)?*

Entscheidung für eine Problemlösung

 - Melissa hielt eine Mischung aus 1. und 5. für die Lösung der Wahl: Bessere Arbeitsorganisation und Entlohnung der Überstunden. Zu Stoßzeiten würde sie Kollegen ansprechen und um Mithilfe bitten. Diese Vorkehrungen würden ihr künftig die Arbeit erleichtern.

■ Wann und wie erreiche ich (Melissa) mein Ziel *(Umsetzung)?*

 - Ich gebe mir Schwung, die gefundene Lösung beim Chef auch wirklich anzusprechen. Ich werde nicht aufgeben, notfalls nachhaken, in jedem Fall dranbleiben.

■ Was habe ich (Melissa) erreicht *(Erfolgskontrolle)?*

Bewertung des Erfolgs

■ Nach einiger Zeit werde ich überprüfen, ob ich tatsächlich weniger Überstunden mache und auch dafür bezahlt werde. Wenn nicht, überlege ich nochmals von Neuem. Bei einem zweiten Anlauf bespreche ich eventuell meine Lösungsideen mit Kollegen, denen ich vertrauen kann.

Versuchen Sie – so ähnlich wie Melissa – einige Ihrer persönlichen Belastungen mit Problemlösen zu reduzieren. Gehen Sie schriftlich vor und beziehen Sie bisweilen den Partner oder Freunde ein, denn mehrere Köpfe bringen mehr Ideen hervor. Fällen Sie Ihre Entscheidungen aber selbst, denn Sie tragen ja auch die Last der Umsetzung und Verantwortung ganz alleine.

■ Selbstbehauptung

Personenabhängigkeit und Gefügigkeit

Panik- und Agoraphobiepatienten haben im Verlaufe ihrer Angstentwicklung eine stärkere Abhängigkeit von nahestehenden Personen entwickelt. Durch die Angststörung ist ihnen das Vertrauen in ihre körperliche oder psychische Gesundheit verloren gegangen und sie sehen sich auf Hilfe für den Notfall angewiesen. Um sich Angehörige und Freunde als potenzielle Helfer für den Ernstfall zu sichern, laufen sie Gefahr, angepasster und gefügiger zu sein.

Zu viel Nähe

Das hat Auswirkungen: Während die Abhängigkeit von Nahestehenden zunimmt, nehmen Risikofreude, Selbstständigkeit und Selbstbehauptung ab. Betroffene verlassen sich (wieder) mehr auf Partner und Eltern. Sie sind ihre Sicherheitsgaranten. Damit wird die Nabelschnur aber wieder kräftig angezogen. Die Mehrzahl der ängstlichen Frauen und auch einige Männer halten extrem engen Kontakt zur Ursprungsfamilie. Manche telefonieren mehrfach täglich mit einem Elternteil. Sie fühlen sich dadurch zwar sicherer, aber es entsteht *sehr viel Nähe und sie bleiben oder werden unselbständiger.*

Starkes Harmoniestreben

Ängstliche Menschen scheuen sich häufig davor, Alltagskonflikte offen auszutragen – in der Regel aus Rücksichtnahme, weil sie zermürbende Streitigkeiten befürchten oder Angst vor Kritik und Ablehnung haben. Die meisten sind zurückhaltend und gehemmt und trauen sich nicht so richtig, entschieden Nein zu sagen, Kritik zu üben oder persönliche Wünsche zu äußern. Weder im privaten Bereich noch im Berufsleben wollen sie anderen zu nahe treten. Sie möchten, dass sich alle wohl fühlen. Bei Disharmonie geraten sie häufiger unter Druck, wollen aber keine heftigen Auseinandersetzungen und auch keine Forderungen stellen. Je mehr sie aber Frustration und Ärger schlucken, desto stärker werden die innere Anspannung und desto eher kommt es zu Stressreaktionen wie Panik.

Zu wenig Durchsetzungsverhalten

Panik- und Agoraphobiepatienten sind empathisch und haben oft ein wunderbares Gespür für andere; das erlebe ich immer wieder als Therapeutin. Sie können besonders einfühlsam mit ihren Mitmenschen umgehen. Nicht selten sind sie aber *zu* entgegenkommend und werden gelegentlich ausgenutzt. Geht es Ihnen ebenso, dann versuchen Sie doch, Ihre Scheu zu überwinden und Konflikte offensiver anzugehen. Schützen Sie sich vor sozialem Druck, indem Sie sich, wo immer nötig, mehr durchsetzen.

Kommunikationshilfen

Hierfür werden einige Kommunikationshilfen zur besseren Selbstbehauptung vorgestellt. Experimentieren Sie und Schauen Sie, ob es Ihnen damit leichter fällt, sich in kritischen Situationen offener und fordernder zu geben. Haben Sie den Mut, Ihre Meinung, auch wenn sie abweicht, zu vertreten und über das offen zu sprechen, was Sie sich wünschen und was Sie stört. Sie können mit folgenden drei *Gesprächshilfen* Ihre

Gefühle offen und ehrlich mitteilen, ohne andere vor den Kopf zu stoßen:

Tipp 1

In brenzligen Situationen sollte weder der Gesprächspartner als Person noch sein Verhalten abgewertet werden! Das würde aggressives Verhalten hervorrufen. Anstatt direkt Kritik zu üben und ihn zu beschimpfen, können Sie sagen, was Sie in der unangenehmen Situation empfinden (Entsetzen, Enttäuschung, Traurigkeit, Verzweiflung, Wut). Das Mitteilen von persönlichen Gefühlen macht den Gesprächspartner vermutlich betroffen. Die Rückmeldung eigener Gefühle ist allerdings nicht leicht und erfordert Übung.

Persönliche Gefühle äußern statt direkter Kritik

Ein Beispiel für *kritisiert werden* soll Ihnen diese Art der Kommunikation veranschaulichen. Stellen Sie sich vor, Ihr Kollege schiebt Ihnen einen Fehler in die Schuhe, den ein anderer gemacht hat. Sie sind natürlich empört. Und genau das können Sie dem Kollegen auch sagen: „Ich bin entsetzt und ziemlich sauer, dass Sie meinen, *ich* hätte das getan!" Das können Sie sehr emotional zum Ausdruck bringen und gehörig Dampf ablassen. Sagen Sie nicht: „Sie sind ein Lügner!" (das bedeutet Abwertung des Kollegen) oder „Sie haben ja gelogen!" (damit werten Sie sein Verhalten ab). Solche kritischen, negativen Bewertungen sind zwar in unserer Kultur üblich, rufen beim Gegenüber aber eher Wut und Gegenanschuldigungen hervor und das führt zu schlechter Stimmung. Wenn Sie ihm jedoch Ihre persönlichen Empfindungen und Gefühle mitteilen, wird er höchst wahrscheinlich kurz innehalten und eventuell verwundert fragen, wie Sie zu *dem* Eindruck gekommen sind. Daraufhin *beschreiben* Sie das genau, was Sie erlebt haben und wie Sie die Dinge sehen – wieder ohne ihn negativ zu bewerten.

Nehmen wir ein anderes Beispiel. Ihre Schwiegermutter macht eine indirekte, aber abfällige Bemerkung, die Sie persönlich nehmen: „Man kann sich ja auf niemanden mehr verlassen." Sie entgegnen wieder am besten mit der Beschreibung Ihrer Gefühle: „Ich fühle mich angesprochen und was du sagst, verletzt mich." Ihre Gefühle kann Ihnen niemand in Abrede stellen: „Das habe ich in dem Moment empfunden." Keiner wird Ihnen deswegen Vorwürfe machen können. Viel eher rufen Sie Stutzen, Innehalten, Betroffenheit und eine nachdenkliche Haltung beim Gegenüber hervor.

Mit dieser Kommunikationshilfe können Sie alle möglichen Missverständnisse klarstellen. Kritik hinzunehmen ist wesentlich schwerer, als Kritik zu üben.

3

Tipp 2

Konstruktive Kritik

Sie können auf dezente Weise *Kritik üben*, indem Sie einen *Wunsch* äußern. Mit einer Bitte zeigen Sie dem Gegenüber deutlich und vor allem *konstruktiv*, was Sie gerne hätten. Sie üben nur indirekt Kritik und geben dem Gesprächspartner gleichzeitig eine klare Handlungsanweisung. Die meisten werden gar nicht bemerken, dass Sie mit Ihrem Wunsch eigentlich auch Kritik üben. Diese elegante Kommunikationshilfe lässt sich ohne viel Üben umsetzen.

Äußern Sie Ihre Wünsche *selbstbewusst*. Um bei den genannten Beispielen zu bleiben, könnten Sie im Dialog mit der Schwiegermutter um mehr Informationen bitten: „Sag doch bitte, was genau und wen du meinst!" Dem Kollegen könnten Sie sagen: „Ich würde mich freuen, wenn Sie beim nächsten Mal erst einmal nachfragen, ob ich es war, bevor Sie mich kritisieren". Benutzen Sie Ihre eigenen Worte. Sie wirken damit selbstsicherer, authentischer und natürlicher. Vielleicht legen Sie sich schon einmal die eine oder andere passende Formulierung für den Ernstfall zurecht.

Tipp 3

Nein sagen

Kontern Sie schließlich unzumutbare Forderungen mit einem freundlichen, aber entschiedenen *Nein* – am besten ohne Rechtfertigung, allenfalls mit einer knappen Erläuterung. Ausgiebige Rechtfertigungen und Entschuldigungen unterminieren das Selbstwertgefühl. Mit der Fähigkeit, bestimmt Nein sagen zu können, grenzen Sie sich besser ab und werden weniger ausgenutzt. Für die Umsetzung dieser Kommunikationshilfe brauchen Sie lediglich Zivilcourage.

Vermutlich fällt es Ihnen nicht sehr leicht, anderen einen Wunsch abzuschlagen. Manchmal ist es aber notwendig, um sich nicht zu übernehmen.

Selbstbehauptung bei Angehörigen üben

Erstaunlicherweise fällt es vielen Personen besonders schwer, ihren engsten Angehörigen gegenüber anders aufzutreten als wie gewohnt. Bei Menschen, zu denen wir mehr gefühlsmäßigen Abstand haben, fällt es sehr viel leichter. Sollte es Ihnen gelingen, Ihre Eltern sachlich zu kritisieren und ihnen hier und da eine Bitte freundlich, aber bestimmt, abzuschlagen, schaffen Sie es vermutlich bei jedermann, selbst bei Ihrem Chef. Üben Sie Selbstbehauptungs- und Durchsetzungsverhalten deshalb vor allem im engsten Verwandtenkreis.

Wahrscheinlich gelingt es Ihnen leichter, als Sie denken, sozial kompetenter aufzutreten. Ängstliche Personen sind in Streitsituationen gewöhnlich sehr zurückhaltend und höflich. Meiner Erfahrung nach haben sie aber soziale Fähigkeiten bereits gelernt. Sie müssen nur abgerufen bzw. „enthemmt" werden.

Angstpatienten sind sozial kompetent

> **Zusammenfassung**
> Mit einer geringen Veränderung Ihres Kommunikationsverhaltens können Sie wendiger, kompetenter und selbstbewusster auftreten und sich dadurch manchen Ärger und sozialen Stress ersparen.

3.3.4 Spannungen in der Beziehung zu Bezugspersonen während der Angstbewältigung

Angstpatienten hängen in der Regel sehr am Partner, der Familie und den Eltern und verbringen viel Zeit mit ihnen. Angehörige fühlen sich meistens verpflichtet, ihre ängstlichen Familienmitglieder zu unterstützen und nehmen ihnen einiges ab oder begleiten sie. So schön ein besonders inniges Verhältnis auch sein mag, es schränkt die Unternehmungslust, Risikofreude und Autonomie erheblich ein und sie werden eher noch hilfloser beim Umgang mit der Angst.

Wenig Eigenständigkeit

Für Angehörige und Freunde ist es oft schwierig, wenn im vertrauten Umfeld jemand panische oder phobische Ängste entwickelt (in ▶ Abschn. 4.6 finden sich Hinweise für Nahestehende). Nicht alle verstehen unbegründete Angst und können mitfühlen. Die meisten wollen zwar helfen, wissen aber nicht so recht wie, sind unsicher und unterstützen eher zu viel beim Vermeiden. Oftmals reagieren sie enttäuscht, wenn ihre gut gemeinten Ratschläge nicht fruchten. Mit Logik ist panischen und agoraphobischen Ängsten nicht beizukommen. Aus Enttäuschung reagiert manch ein Nahestehender bisweilen spröde, genervt oder – im Erleben des Angstpatienten – sogar hart. Weil ihnen Angst und Vermeidungsverhalten unbegründet erscheinen, werden einige Angehörige ärgerlich und sagen vielleicht unwirsch: „Da ist doch nichts", „Nun probier's doch wenigstens" oder „Reiß dich zusammen!".

Nachvollziehen ist schwer für Angehörige

3

> **Wichtig**
>
> Lernpsychologisch gesehen trägt zu viel Zuwendung und Aufmerksamkeit zur Verfestigung der Angststörung bei. Das gilt nicht nur für positive, sondern auch für negative Zuwendung (Mitleidsbekundungen, endlose Problemgespräche, übermäßige Unterstützung oder Vorwürfe und Kritik). Übermäßige Zuwendung verstärkt das Angsterleben.

Sicherheitsgaranten

Wenn Sie an panischer und phobischer Angst leiden, sind Partner und Ursprungsfamilie vermutlich zu Sicherheitsgaranten geworden. Telefonieren Sie häufig mit ihnen, bitten Sie sie um Unterstützung und sprechen vermehrt über Angst? Das verstärkt Ihre Panikbereitschaft (endloses Reden darüber wirkt wie sorgenvolles Denken und exzessives Grübeln – es bindet Ihre Aufmerksamkeit an die Angst). Falls Partner und Verwandte entgegenkommend sind und Ihnen immer mehr Einkäufe abnehmen oder Sie auf dem Weg zu Verabredungen oder zur Arbeit begleiten, tragen sie zur Vermeidung und Verstärkung Ihrer Angst ganz wesentlich bei. Sie selber reagieren vielleicht mit gemischten Gefühlen auf ihre Hilfsangebote, mit Schuldgefühlen oder mit dem Gefühl, teilweise entmündigt zu werden.

Weil Sie immer weniger im Alleingang riskieren, werden Sie hilfloser und noch abhängiger von Ihren Helfern. Die Angst nimmt eher noch zu, allmählich wird das Selbstwertgefühl geschwächt und depressive Verstimmungen kommen auf.

> **Tipp**
>
> Lassen Sie sich deshalb möglichst wenig abnehmen, selbst wenn Ihnen wohlwollend (und verlockend) Unterstützung angeboten wird. Lassen Sie sich beraten, aber fällen Sie Ihre Entscheidungen selbst, auch wenn es Ihnen manchmal schwer fällt. Bewältigen Sie Ihre Angst so eigenständig wie möglich!

Angehörige müssen auch umlernen

Das Selbstständiger-Werden im Verlaufe der Angstbewältigung bleibt nicht ohne Folgen. Sobald sich ein Familienmitglied oder Partner anders verhält, beeinflusst das die Gewohnheiten aller anderen. Gehen Sie z. B. wieder einmal die Woche zum Sport, muss sich der Partner anders orientieren. Sind Sie alleine unterwegs in der City, warten Ihre Angehörigen noch eine ganze Weile auf Ihren Hilferuf. Oder sie vergewissern sich vorher und nachher telefonisch, ob alles gut gelaufen ist, denn sie sind gewohnt, Sie zu unterstützen. Auch sie müssen nun umlernen und sich wieder mehr zurücknehmen. Besprechen Sie das gemeinsam.

> **Wichtig**
>
> Im Verlaufe Ihrer Angstbehandlung unternehmen Sie wieder mehr und gehen eigene Wege. Manchmal stößt das bei Angehörigen, z. B. beim Partner oder einem Elternteil, auf Widerstand und sie versuchen – meist unbewusst – den alten Zustand (der Abhängigkeit) wieder herzustellen, obwohl sie das eigentlich gar nicht wollen.

Widerstände bei Angehörigen

Stellen Sie sich vor, Ihr Partner war jahrelang in der Beschützer-rolle. Für Sie war das ein extrem wichtiger „Krankheitsgewinn". Diese Dominanz, die Sie ihm eingeräumt haben, war für ihn wahrscheinlich auch eine Art Krankheitsgewinn, den *er* durch Ihre Angststörung hatte. Je angstfreier und selbstständiger Sie nun werden, desto mehr muss er diese Vorzugsstellung wieder-aufgeben. Deswegen wird es öfters Streit geben: „Wo warst du?", „Musst du schon wieder weg?", „Das habe ich doch immer gemacht".

Krankheitsgewinn

Lassen Sie sich nicht abhalten und fahren Sie fort mit der Angstbewältigung! Solche Spannungen sind natürliche Reaktionen auf Veränderung und gehen vorüber. Geben Sie dem Partner Zeit. Würden Sie ihm zuliebe passiv bleiben, würde wohl alles beim Alten bleiben und Sie leiden weiter.

Angehörige brauchen auch Zeit

Sprechen Sie mit den Angehörigen über Ihren Wunsch, von der Angst befreit zu werden. Seien Sie in Ihrem Ver-änderungsprozess der Regisseur, der die neue Lebensführung gestaltet.

Offene Gespräche

Häufig gibt es noch eine weitere Schwierigkeit: Beide Seiten haben völlig unterschiedliche Vorstellungen von der Zeit, die für die Bewältigung der Angst benötigt wird.

Angstbewältigung dauert lange

> **Wichtig**
>
> Nehmen wir einmal an, Sie vermeiden so gut wie nichts mehr im Alltag – das ist je nach Schweregrad der Angststörung und je nach Übungseifer in wenigen Monaten zu schaffen. Ihre Angehörigen meinen nun, es sei endlich vorbei mit der Angst. Weit gefehlt! Sofern Ihre panische und agoraphobische Angst mindestens ein Jahr und länger bestanden hat, werden Sie höchstwahrscheinlich in milder Form mindestens noch ein weiteres Jahr unter Erwartungsangst (Angst vor der Angst)

3

leiden. Es dauert einfach viel länger, als die meisten Menschen glauben, bis sich Vertrauen in den Körper und die psychische Verfassung wieder eingestellt hat.

Fehleinschätzung durch andere

Vergessen Sie nicht, Ihnen ist wenig von der Angst anzusehen (Zittern, Schwitzen oder Weglaufen). Ihre Angstgedanken bekommen andere nicht mit. Reden Sie aus Scham oder aus welchen Gründen auch immer wenig über Ihre Angst, meinen die anderen, wenn Sie einen schlechten Tag haben, Sie könnten sehr wohl, wollten aber nicht. Viele Angehörige verstehen auch nicht, dass Sie infolge der Anstrengung nach der Angstkonfrontation noch immer ziemlich erschöpft sind.

Teilen Sie deshalb Ihren Angehörigen in kleinen Abständen offen und ehrlich mit, wie es tatsächlich um Sie steht. Am besten, Sie erklären Ihnen von Anbeginn, dass die Angstbewältigung 1½ bis 2 Jahre dauern kann.

3.3.5 Persönliche Zukunftsplanung

Persönliche Entwicklung stagniert

Die Wirkung von Problemlösen und Stressmanagement wird erheblich verbessert durch die Gestaltung der nahen und weiteren Zukunft. Personen mit panischen und phobischen Ängsten waren vor Ausbruch der Panikstörung belastenden Lebensereignissen ausgesetzt. Infolge ihrer Befürchtungen vermeiden sie Angstsituationen, ziehen sich stärker zurück und leben somit sehr viel reizärmer. Damit kommt es zur Stagnation der persönlichen Entwicklung. Ihr ungesundes und eingeschränktes Leben vergleichen sie oft deprimiert mit ihrer früheren Lebensweise. Manche lasten sich ihre Angst als persönliches Versagen an.

In die Zukunft schauen

Folglich scheint es dringend geboten, dass sich die Betroffenen einen Ruck geben und nicht mehr so sehr in die Vergangenheit und auf den traurigen Istzustand blicken, sondern mehr in die Zukunft, um nach angenehmen Perspektiven und interessanten Herausforderungen Ausschau zu halten. Erbauliche Zukunftspläne bilden nicht nur ein gutes Gegengewicht zu negativen Erwartungen, sondern wecken auch Vorfreude und stärken Zuversicht und Zufriedenheit.

> **Tipp**
>
> Die Angststörung bringt Ihnen auch Gewinn. Den werden Sie vermutlich erst später im Rückblick erkennen: Sie richten im Zuge der Angstbewältigung Ihr Leben mit erfreulichen Vorhaben, Herausforderungen und Zielen neu aus. Diese Neugestaltung führt zur Verbesserung Ihrer Lebensqualität.

Malen Sie sich auf der Vorstellungsebene so konkret wie möglich aus, was Sie in naher und ferner Zukunft unternehmen möchten. Lassen Sie sich Zeit und denken Sie darüber nach, was Ihnen alles ein sinnerfülltes Leben bescheren könnte. Oftmals möchten Männer ein besseres Gleichgewicht herstellen zwischen Beruf und Freizeitgestaltung. Sie wollen maßvoller arbeiten und ihr Freizeitleben mit sportlichem Einsatz und privaten sozialen Kontakten bereichern. Um wieder mehr soziale Anerkennung zu bekommen, entscheiden sich viele Frauen, die längere Zeit aus dem Beruf ausgestiegen waren, für eine Umschulung oder für eine Berufstätigkeit Ihrer Wahl – auf Ganztags- oder im Falle von familiären Verpflichtungen auf Teilzeitbasis. Oder sie suchen nach einer musischen oder schulischen Weiterbildung. Manche nehmen wieder Klavierunterricht und üben regelmäßig oder trainieren im Fitnessstudio, belegen EDV-Kurse oder beginnen ein (Fern-)Studium, von dem sie schon lange geträumt haben.

Schauen Sie nach vorn und bauen Sie sich eine schöne Lebensperspektive, auf die Sie sich freuen.

3.4 Abschließende Bewertung der Angstbewältigung und Vorbeugen gegen Rückfälle

Mittlerweile ist Ihnen klar, dass Sie vermutlich ein ängstlich-scheues Temperament haben und unter akuter oder chronischer Belastung Gefahr laufen, eine Stressreaktion in Form einer Angststörung zu entwickeln oder bestehende Angst zu verschlimmern. So höllisch panische und phobische Ängste vom Erleben her auch sein können, so ungefährlich sind sie in gesundheitlicher Hinsicht, vorausgesetzt, Sie leiden nicht an einer ernsthaften Erkrankung. *Panik erschreckt und verstört extrem und ist belastend, macht aber nicht körperlich krank oder verrückt.* Sie kann so wie hier beschrieben erfolgreich unter Kontrolle gebracht werden.

Menschen geratenen aber immer wieder unter Stress und entwickeln dann häufig die für sie typische, in ihnen angelegte Stressreaktion. Das bedeutet keineswegs, dass Sie bei jeder künftigen Belastung wieder mit heftiger Panik reagieren, denn Sie erkennen die Anzeichen dafür nun frühzeitiger, nach all dem, was Sie über Angst gelernt haben, und beginnen sofort damit, sie wieder aufzufangen. Das geht im Allgemeinen schnell.

Bei künftigem Stress wieder Panik?

Arbeiten Sie in jedem Fall zur Vorbeugung noch weiter mit Konfrontation und wirklichkeitsnaher Einschätzung Ihrer Angstreize. Machen Sie das, bis sie endgültig für längere Zeit nichts mehr vermeiden und die Angstbereitschaft zurückgegangen ist.

3

In einigen Fällen *kann* panische Angst unter starker Belastung – selbst nach Jahrzehnten – mit voller Wucht wiederkehren. Vorhersehen kann man es nicht. Sie wissen aber nun, wie Sie Panik und Agoraphobie bewältigen können. Wehren Sie die Angst gleich wieder genauso ab, wie Sie es gelernt haben:

> **Wichtig**
>
> Beachten Sie, die Gefahr bei panischer und phobischer Angst entsteht nur im Kopf und hat keine reale Grundlage.
> - Halten Sie die Angst bei einer Panikattacke aus, ohne zu flüchten. Sie legt sich wieder von ganz alleine.
> - Bei Beginn eines Panikanfalls können Sie das Hochschaukeln der Angst mit Externalisieren der Aufmerksamkeit (weg von der Selbstaufmerksamkeit) z. B. auf neutrale Dinge oder auf die Bauchatmung kontrollieren.
> - Suchen Sie jede Angstsituation auf, vermeiden Sie nichts. Egal wo Angst auftritt, stellen Sie sich ihr.
> - Stärken Sie wieder sorgfältig parallel dazu Ihre körperliche und psychische Belastbarkeit mit Gesundheitsverhalten, insbesondere mit regelmäßigem Sport (am besten tun Sie das lebenslänglich).

Genauso die Angst wieder bewältigen

Schaffen Sie es, erneut so vorzugehen wie hier beschrieben, ist die Wahrscheinlichkeit hoch, dass Sie Ihre Panikneigung hemmen und in kurzer Zeit wieder im Griff haben. Es ist ohnehin nicht sehr wahrscheinlich, dass Sie in Zukunft nochmals Panik erleben, weil Sie unter Belastung die Ihnen vertrauten körperlichen Beschwerden und Fluchttendenzen nun realistischer einschätzen als früher: Erregungssymptome bewerten Sie als Alarmreaktion und erkennen, dass Sie unter Stress stehen. Sie wissen auch, dass keine echte Gefahr besteht und die Angst sich von alleine legt. Reden Sie entsprechend auf sich ein, um sich zu beruhigen. Sie geraten dann nicht so leicht in den Teufelskreis der Angst.

> **Tipp**

Stressbewältigung

Ängstliche Erregung und Panik könnte künftig ein wichtiges Warnsignal für Überforderung, Unwohlsein oder starken emotionalen Druck sein. Halten Sie bei Anzeichen von Erregung nicht mehr akribisch Ausschau nach bedrohlichen Missempfindungen im Körper, sondern danach, was Sie überfordert und wie Sie aktuelle Alltagsprobleme besser lösen und sich entlasten können.

Ihr Wissen über panische und phobische Angst und Ihre Verhaltensexperimente in Angstsituationen (sich der Angst stellen) haben Ihnen gezeigt, dass Sie sich nicht mehr davor fürchten müssen, der Panik (eigentlich sind es Ihre Katastrophenvorstellungen) völlig ausgeliefert zu sein. Falls Sie nochmals panische Angst erleben, wäre das zwar hart für Sie, aber angesichts Ihres heutigen Kenntnisstandes kein Weltuntergang. Sehen Sie die Rückkehr der Angst auch als Chance, Ihre Bewältigungsmöglichkeiten aufs Neue zu erproben und zu festigen. Berücksichtigen Sie die in der folgenden Übersicht zusammengestellten Hinweise, von denen sich viele bereits für Sie bewährt haben dürften.

Vorbeugen gegen Rückfälle

- Beachten Sie: *Panikanfälle* sind übersteigerte Reaktionen auf Stress und *kein persönliches Versagen!*
- Lesen Sie das Angstselbsthilfebuch nochmals gründlich durch und versuchen Sie erst einmal, Ihre Angst selbstständig unter Kontrolle zu bringen, bevor Sie in eine Selbsthilfegruppe gehen oder sich an einen Experten wenden.
- Überprüfen Sie, inwieweit Sie sich wieder ängstlich beobachten und sich Sorgen machen über bestimmte körperliche Beschwerden, die Ihnen unheimlich erscheinen. Rutschen Sie nicht wieder hinein in die erhöhte negative Selbstaufmerksamkeit für Angstreize am Körper und in der Umgebung. Ertappen Sie sich dabei, dann schütteln Sie sich innerlich und richten Ihre Aufmerksamkeit bewusst auf neutrale Dinge oder auf sinnvolle Beschäftigungen. Seien Sie besonders vorsichtig bei Leerlauf, weil Sie dann leichter von Sorgen und Grübeleien überrollt werden.
- Falls Sie den Drang verspüren, eine Situation, vor der Sie sich fürchten, zu vermeiden, nehmen Sie Ihren ganzen Mut zusammen und gehen erst recht hinein, denn Kneifen verstärkt nur die Angstbereitschaft. Bleiben Sie, flüchten Sie nicht!
- Falls Sie auf Nummer sicher gehen wollen, beginnen Sie vor dem Aufsuchen einer Angstsituation damit, sich diese in den fürchterlichsten Farben auf der Vorstellungsebene auszumalen. Ertragen Sie die dabei aufkommende Angst. Anschließend malen Sie sich aus, wie Sie die Situation souverän und erfolgreich bewältigen – in Multicolor. Vielleicht hilft es Ihnen, sich anschließend der echten Situation zu stellen.

> Hilfen für einen Rückfall

3

- Schauen Sie, ob Sie gesund genug leben und sich fit halten (Sport, ausreichend Schlaf, wenig Alkohol, möglichst kein Nikotin, gute Ernährung, Entspannung, schöne Unternehmungen – gönnen Sie sich den einen oder anderen Genuss).
- Achten Sie auf Neues oder auf Veränderungen in Ihrem Leben. Das könnte vorübergehend belastend sein. Ihre Stressreaktion Panik ist garantiert ein Signal dafür, dass Sie wieder unter Druck stehen.
- Unternehmen Sie etwas, machen Sie Stressmanagement, gehen Sie vor allem die Schritte des Problemlösens wieder sorgfältig an (▶ Abschn. 3.3.3).
- Gelingt es Ihnen erneut, die Angst in Selbsthilfe zu bewältigen, haben Sie allen Grund, sehr stolz auf sich zu sein!

▪ Resümee der Wirkungen der hier vorgestellten Angstbehandlung und Ausblick

Die Mehrheit der Personen mit Panikstörung und Agoraphobie wird nicht psychotherapeutisch behandelt. Das ist bedauerlich, da diese Ängste meistens nicht von alleine weggehen. Einmal sind sie *biologisch bedingt* (Genetik, Temperament, Geschlecht) *und* zum anderen *umweltbedingt* (Erziehung, ängstliche Modelle, kritische Lebensereignisse, traumatische Erlebnisse).

Sollten Sie unter panischen und phobischen Ängsten leiden und vorerst keine Therapie wünschen, dann versuchen Sie, Ihre Ängste in Selbsthilfe anzugehen – sofern Sie willens sind, einiges zu riskieren und beständig zu üben. Die wichtigsten Behandlungsbausteine auf verhaltenstherapeutischer Grundlage sind 1) *Konfrontation,* 2) *kognitive Therapie* (Entdramatisieren der überzogenen Katastrophenvorstellungen und Aufmerksamkeitslenkung), 3) *Gesundheitsverhalten* (Sport und Entspannung).

Selbst bei bestem Bemühen werden Sie nicht geradlinig vorankommen, sondern mal mehr, mal weniger Fortschritte machen. Perioden, in denen Sie sich wohler fühlen, werden mit solchen wechseln, in denen Sie meinen, es gehe nichts mehr. Fragen Sie Nahestehende und Freunde. Die haben einen emotionalen Abstand zu Ihrem Problem und können Ihr Vorankommen sachlicher und realistischer beurteilen.

Hoffentlich halten Sie durch und machen gute Fortschritte bei der Selbsthilfe. Sie werden erst wieder innerlich ganz gelöst und zufrieden sein, wenn Sie wieder Vertrauen in den Körper und die Psyche gewonnen haben.

Keiner kann Ihnen garantieren, dass Sie angstfrei bleiben. Da Sie von Geburt an ein ängstlich-scheues Temperament mit erhöhter Stressreagibilität haben und vermutlich dazu neigen, auf körperliche Signale etwas misstrauisch zu achten, geraten Sie bei Stress wohl leichter in Erregung als angstfreie Personen. Das bedeutet aber nichts Schlimmes, denn unbegründete Angst ist nicht gefährlich. Haben Sie einmal die Angstbewältigungsstrategien gründlich gelernt, lässt sich wiederkehrende Angst meistens schnell hemmen und unter Kontrolle bringen.

Beugen Sie in Zukunft noch eine ganze Weile gegen die Rückkehr der Angst vor, indem Sie rein gar nichts vermeiden (aus Angst). Und halten Sie sich fit.

Wenn Sie das beherzigen, dürften Sie eigentlich nicht mehr in die Angstfalle geraten.

Materialien

© Springer-Verlag GmbH Deutschland, ein Teil von Springer Nature 2020
S. Schmidt-Traub, *Angst bewältigen*, https://doi.org/10.1007/978-3-662-61122-7_4

4

4.1 Liste der körperlichen Symptome bei Panik mit Erläuterungen

Horror vor körperlichen Reaktionen

Bei angstsensiblen Personen, die lange unter besonderer Belastung stehen, kommt es auch in nicht gefährlichen Situationen zur Alarmreaktion Angst. Panische Angst wird überwiegend durch Stresshormone gesteuert. Der sympathische Zweig des autonom gesteuerten Nervensystems schüttet Stresshormone wie Adrenalin, Noradrenalin und Cortisol aus, um den Körper für den Moment zu außerordentlicher Leistung zu befähigen, damit die Person besser kämpfen oder flüchten kann. Menschen mit panischen und agoraphobischen Ängsten bewerten die dramatischen körperlichen Veränderungen bei der Mobilmachung des Sympathikus völlig anders: Sie sehen darin eine Gefährdung und befürchten, sie könnten ohnmächtig werden, sterben oder durchdrehen. Mit größter Sorge beobachten sie ihre körperlichen Beschwerden, die dadurch weiter hochgeschaukelt werden und zu einer Panikattacke führen können.

Beachtung der Angstsymptome bei Angst

Falls Sie zu Panik neigen, versuchen Sie, Ihre körperlichen Symptome bei ängstlicher Erregung realistischer einzuschätzen. Nachdem Sie sich über das Störungsmodell der Panik (▸ Abschn. 3.2.2) und die Erläuterungen einzelner körperlicher Missempfindungen in diesem Abschnitt aufgeklärt und Entwarnung erfahren haben, können Sie Ihre Angstsymptome in der gefürchteten Situation eher ganz bewusst beachten. Mit nüchtern realistischer Bewertung der Angstsymptome schwächen Sie die damit verknüpfte Angst ab. Oft steigt sie nicht weiter an.

Dieses Vorgehen ist eine Variante von Aufmerksamkeitslenkung (▸ Abschn. 3.1): Mit aufmerksamer Beachtung richten Sie die Konzentration direkt auf die körperlichen Erscheinungen der Panik und *nicht* auf negative Bewertungen (Angstgedanken und Ihr Bedrohungsszenario mit seinen düsteren Folgen). Mit der Zeit machen Sie damit einer realistischen Sicht Ihrer körperlichen Symptome der Angst Platz.

Biologische Erklärungen der Angstsymptome

Erklären Sie sich Ihre körperlichen Symptome der Angst von nun an differenzierter mit folgenden biologischen Informationen.

Herzrasen („Ich bekomme einen Herzinfarkt") Der Blutdruck wird gesteigert, um den Körper in Alarmbereitschaft zu versetzen. Infolge der Adrenalinausschüttung schlägt das Herz wesentlich schneller, um vermehrt Sauerstoff und Zucker über die Blutbahn zu den Skelettmuskeln zu befördern. Ziel ist, vor allem jene Muskeln optimal zu versorgen, die für Kampf- und Fluchtverhalten erforderlich sind.

Atembeklemmung und Druck auf der Brust („Ich bekomme keine Luft, ich ersticke") Im Rahmen einer Stressreaktion wird schneller geatmet, um das Abfallprodukt Kohlendioxid vermehrt abzugeben und mehr Sauerstoff aufzunehmen. Da bei grundloser Angst wie Panik und Agoraphobie jedoch die vom Körper bereitgestellten Energien nicht für Höchstleistung verbraucht werden – es sei denn, Sie würden davonlaufen oder sich irgendwie frei boxen – und die größere aufgenommene Menge Sauerstoff infolgedessen nur in den Bronchien und nicht in den erheblich erweiterten Lungenflügeln bewegt wird, bleibt die Atmung zwar beschleunigt, aber relativ flach. Dadurch entsteht Atemnot, die flache Atmung und Hyperventilation auslösen kann (▶ Abschn. 2.3.3). Infolge des vergrößerten Fassungsvermögens der Lunge bekommen viele Angstpatienten wesentlich mehr Luft in die Lunge, sodass ein Druckgefühl im Brustraum entsteht.

Schwindel und Benommenheit („Ich kippe gleich um") Einige Organe werden im ersten Stadium einer Alarmreaktion kräftig mobilisiert – z. B. Herz und Lunge. Das Steuer übernimmt der Sympathikus des autonomen Nervensystems. Andere Organfunktionen sind nicht erforderlich und werden deshalb zur Energieeinsparung auf Sparflamme gesetzt – z. B. die Magen-Darm-Tätigkeit. Dafür ist der Parasympathikus verantwortlich. Durch Gefäßverengung und -erweiterung wird die Blutzufuhr in den verschiedenen Körperregionen nach Bedarf verändert. Damit können Schwindel- und Beklemmungsgefühle einhergehen, desgleichen Wärme- und Kälteempfinden, Taubheit und Kribbeln in Händen und Füßen, vorübergehende Sehstörungen, Ohrensausen und Mundtrockenheit.

Blässe, Kältegefühl und kalter Angstschweiß („Ich bin schweißnass") Diese Symptome entstehen durch Verengung der Hautgefäße. Die Haut ist nicht wichtig für die Alarmreaktion und wird deshalb vom Parasympathikus vorübergehend auf minimale Aktivität umgestellt. Schweißdrüsen sondern jedoch vermehrt Schweiß ab, um den vermeintlich hart arbeitenden Organismus und die Haut zu kühlen.

Muskelverspannung, Zittern, weiche Knie, Wärmegefühle („Meine Beine sind starr und unbeweglich!", „Meine Knie sind wie Wackelpudding", „Mir wird heiß") Beschwerden dieser Art entstehen aufgrund der hohen Energiezufuhr. In den Muskeln steigt der Spannungszustand, weil sie verstärkt mit Energien versorgt werden, sodass sie förmlich unter Strom stehen. Damit die Muskeln Höchstleistungen erbringen können, müssen sie

4

warm sein. Sportler wärmen sich deshalb vor jedem sportlichen Einsatz erst einmal tüchtig auf. Selbst das Zittern der Muskeln dient der Bereitstellung von Wärme. Um die Muskeln jedoch nicht zu sehr zu erhitzen, kühlt der Schweiß sie über den Weg der Kälteentwicklung durch Verdunstung ab. Die Gelenke der Beine sind im Zustand der Alarmbereitschaft weicher und lockerer: Das erleben manche Panikpatienten als Unsicherheitsgefühl beim Stehen oder Gehen.

Unwirklichkeitsgefühle („Ich schnappe gleich über", „Ich stehe neben mir") Diese Gefühle kommen vermutlich deshalb auf, weil die angstsensible Person ihren Körper im Zustand der Alarmbereitschaft völlig verändert erlebt und sich von daher bedroht fühlt. Das geordnete Zusammenspiel von Muskeln und körperlichen Empfindungen sowie Umwelt- und Persönlichkeitsgefühle haben sich total gewandelt.

Übelkeit und Erbrechen, Stuhl- und Harndrang („Mir ist flau im Magen", „Mir wird speiübel", „Ich mache mir vor Angst in die Hose") Um die vom Sympathikus gesteuerte Mobilmachung des Körpers einzuhalten und zu bremsen, setzt einige Minuten nach Beginn des Alarmstadiums eine Gegenregulation über den Parasympathikus ein und es kommt zum Anpassungsstadium. Der Körper soll wieder ins Gleichgewicht gebracht werden. In dieser Phase der Stressreaktion kann es zu einer übersteigerten Aktivierung der Magen- und Darmtätigkeit kommen.

Wenn Sie sich diese *starke körperliche Mobilmachung* vor Augen führen, wundern Sie sich vermutlich weniger, warum Ihr Körper bei einem Angstanfall so aufdreht. Richten Sie zu Beginn des nächsten Panikanfalls Ihre Aufmerksamkeit bewusst auf die körperlichen Veränderungen. Versuchen Sie, deren jeweilige Stärke auf einer Skala von 1–10 einzuschätzen. Bedrohlichen Gedanken können Sie mit diesen Erklärungen sachlich und bestimmt im Selbstgespräch entgegentreten.

Beachten Sie außerdem, inwieweit es bei anderen Gefühlen – Freude, Hektik, Verzweiflung, Wut, Traurigkeit – auch zu körperlichen Veränderungen kommt.

Sport in der Angstanstiegsphase

Wenn Sie gegen die Angst direkt vorgehen wollen, dann machen Sie beim Aufkommen von Angst sofort Joggen auf der Stelle, Liegestützen usw. oder Muskelanspannungsübungen (▶ Abschn. 4.5)! Sie werden sich danach schneller wohl fühlen, denn mit Sport nutzen Sie die von der Alarmreaktion bereitgestellte Energie und bauen den Stresshormonpegel rascher ab.

4.2 Das Angstnetzwerk im Gehirn

Angst war schon immer lebenswichtig für den Menschen – sie dient der Arterhaltung. Das Angstnetzwerk im Gehirn funktioniert so, wie es in der Evolution angelegt worden ist. Diese genetische Ausstattung stimmt sich auch heute noch auf die Gefahren und Notwendigkeiten der Umwelt ein.

Menschen mit übertriebenen Befürchtungen und Sorgen reagieren aber empfindlicher auf mutmaßliche Gefahr: Sie zeigen mehr Aufmerksamkeit für Bedrohliches, überschätzen Gefahren, reagieren schreckhafter, erkennen Sicherheitshinweise weniger gut und vermeiden vieles. Ihre Angstempfindlichkeit verändert die Programmierung ihres neuronalen Angstnetzwerks und führt zu einem erhöhten Erregungsniveau.

Unbegründete Angstinhalte werden gelernt. Neutrale Reize oder Reizsituationen (wie Busfahren) können durch ein negatives Erlebnis (nach Ruckeln des Busses heftiges Verschlucken mit schmerzhaftem Husten und Atemnot) mit der subjektiv erlebten Gefährdung (Erstickungstod) und der Situation (Busfahren) verknüpft werden. Von nun an ruft entweder leichtes Hüsteln oder Busfahren starke Angst hervor. Sie gleicht der damals erlebten Todesangst. Busfahren wird zusehends gemieden, vielleicht auch noch mehr Verkehrsmittel (Generalisierung der Angst). Durch solche Lernprozesse können „irrationale" Bedrohungsszenarien und Panikbereitschaft entstehen.

Wie registriert das Gehirn Gefahr? Neuropsychologische Aktivitäten im Gehirn können mit bildgebenden Verfahren wie MRT (funktionelle Magnetresonanztomographie) sichtbar gemacht werden. Nach der Aufnahme von bedrohlichen sensorischen Alarmsignalen werden unendlich viele chemische Kaskaden und elektrische Impulse in Gang gesetzt und die für die Steuerung von Angstzuständen verantwortlichen Hirnregionen besonders stark aktiviert. Z. B. empfängt der Thalamus im Zwischenhirn Sinneseindrücke, die in den sensorischen Arealen des Neocortex und medialen praefrontalen Cortex verarbeitet werden. Er leitet sie umgehend (unter anderem) in den hinteren Kern der Amygdala, die als Schaltzentrale für Angst (und andere Emotionen) gilt. Die Amygdala wird insbesondere durch überraschende, wenig eindeutige und ungenaue (Angst-)Reize und Situationen aktiviert.

In der *Amygdala* werden Alarmsignale über zwei Wege, einem schnellen und einem über Umwege, weiter geleitet. Der schnelle führt vom Thalamus direkt zur Amygdala und setzt in Bruchteilen von Sekunden eine Flucht- oder Kampfreaktion in Gang (oder führt zu Erstarren). Dieser Weg kann lebensrettend sein, ist jedoch fehleranfälliger. Der etwa doppelt so lange, genauere Weg führt über den sensorischen Cortex, praefrontalen Cortex und Hippocampus. Dort werden die Sinneseindrücke

4

und Alarmsignale kognitiv feiner analysiert und es entsteht ein klareres Bild von der Bedrohung.

Viele Neuronen (Hirnzellen, Nervenfasern) führen von der Amygdala zum *Hippocampus,* der vor allem zuständig ist für das emotionale Erinnern. Emotionale Erlebnisse wie Angst (oder Wut, Traurigkeit) und emotional gefärbte Informationen, die uns persönlich berühren, setzen sich schneller im Gedächtnis fest (Eric Kandel). Erinnerungen an unangenehme, angstauslösende Situationen kommen von dort mit ins Spiel und lassen Angstreize als gefährlich oder harmlos erscheinen. (Gelten die Reize als ungefährlich, wird das Wohlfühlhormon Endorphin freigesetzt. Das schätzen Menschen, die gerne etwas riskieren oder Krimis und Horrorfilme mögen.)

Im zentralen Kern der Amygdala werden über beide Wege physiologische und hormonelle Reaktionen aktiviert (Arousal-System und Ausschüttung von Noradrenalin, Dopamin, Acetylcholin und Serotonin), wodurch über das sympathische Nervensystem Abwehrverhalten auf Gefahr hin ausgelöst wird (Joseph LeDoux). Ausgehend von der Amygdala kommt es, über den Hypothalamus im Hirnstamm gesteuert, automatisch zur Freisetzung von Adrenalin im Nebennierenmark und zum Auslösen einer Sympathikusreaktion, die den Körper für Höchstleistung rüstet. Kann die Person jedoch weder dem kämpferischen Impuls, noch dem Fluchtdrang folgen, gerät sie unter Stress. Mit chronischem Stress geht eine erhöhte Alarmbereitschaft und anhaltende psychoneurologische Überaktivierung einher. Das führt zu Veränderungen im Angstnetzwerk und hinterlässt entsprechende Gedächtnisspuren.

Werden Angstreize häufig als Alarmsignale wahrgenommen, kommt es über komplexe Verbindungen zwischen zahlreichen Hirnarealen zu einem *erhöhten Erregungsniveau* (Arousal). Die ängstliche Wachsamkeit der Person nimmt zu. Vorhandene Synapsen, das sind Verbindungsstellen von Neuronen oder Nervenzellen, vergrößern sich und es entstehen auch neue synaptische Verbindungen. (Synapsen kommunizieren über elektrische und chemische Signale mit allen Hirnregionen und ermöglichen Denken, Fühlen und Handeln.)

Die Funktionen von Neuronen werden durch *Schaltpläne der genetischen Ausstattung* gesteuert. Einige ängstliche Personen haben „Angst-Gene". Verschiedene Varianten des Gens GLRB führen z. B. zu überschießenden Schreckreaktionen und zu einer übermäßigen Aktivierung des Angstnetzwerkes. Außerdem wurde bei einigen Panikpatienten ein „Risiko-Gen" gefunden, das vermehrt Monoamino-Oxidase-A aktiviert, besonders heftige Panikzustände begünstigt und Behandlungserfolge erschwert.

Epigenetik gilt als wichtiger Vermittler zwischen Genen und Umwelt. Bei realer Gefahr ist eine Angstreaktion für jedermann ein wichtiger Schutzmechanismus. Lassen sich aber bei überängstlichen Personen unbegründete Stress- oder Angstreaktionen nicht mehr kontrollieren, kann es zu epigenetischen Veränderungen kommen (z. B. in Form einer zunehmenden DNA-Methylierung des stressempfindlichen Gens ASB1). Epigenetische Marker sind chemische Anhängsel auf den Genen, die dazu beitragen, neu entstandene synaptische Verknüpfungen zu erhalten. Diese Veränderungen haben Auswirkungen auf das Nervensystem mit seinen komplexen Schaltkreisen der Angst und auch auf das Immunsystem, wodurch es vermehrt zu infektiösen Erkrankungen kommen kann.

> **Übersicht**
>
> Im Entstehungsprozess einer Angststörung werden synaptische Verbindungen und das Angstnetzwerk im Gehirn verstärkt ausgebaut und durch epigenetische Marker stabilisiert.
>
> Wie Studien belegen, lässt sich das Angstnetzwerk durch Selbsthilfe, Psychotherapie oder pharmakologische Therapie hemmen, nicht aber vollständig zurückbilden. (Das erleichtert ängstlichen Personen aber den Alltag ganz enorm.) Unter starker Belastung im weiteren Verlauf des Lebens kann es jedoch erneut zu Stress- und Angstreaktionen kommen.

4.3 Was Sie noch über Medikamente wissen sollten

Die meisten Panik- und Agoraphobiepatienten lehnen die Einnahme von Medikamenten ab. Nur da, wo sie nicht aus eigener Kraft gegen ihre Angst ankommen, erklären sich einige in ihrer Not dann doch dazu bereit, für eine Weile Psychopharmaka einzunehmen.

Psychopharmaka dämpfen Angst

Zeitlich begrenzt *dämpfen* Psychopharmaka panische und phobische Angst. Das lässt sich neuropsychologisch belegen. Sie können die Angstbereitschaft aber *nicht heilen,* denn nach Absetzen der Medikamente kehrt die Angst fast immer wieder zurück. In ausnehmend schweren Fällen, in denen Konfrontation absolut nicht möglich ist, kann eine Kombination von verhaltenstherapeutischer und psychopharmakologischer Behandlung nachhaltige therapeutische Wirkungen zeigen (Kombinationstherapie). Therapieziel sollte aber sein, diese Medikamente wieder auszublenden, sobald die Angst aus eigener Kraft bewältigt werden kann. Denn die Einnahme von Medikamenten gegen Angst ist ja auch ein Sicherheits- und Vermeidungsverhalten.

4

Antidepressiva: SS(N)RI (selektive Serotonin(noradrenalin)wiederaufnahmehemmer) und trizyklische Antidepressiva Heute werden bevorzugt die neueren SSRI oder SSNRI – nur noch selten trizyklische Antidepressiva – zur Abstützung der Behandlung von schwerer Panik und Agoraphobie eingesetzt. Angstpatienten mit intensiver Panikneigung und solche mit ausgeprägten depressiven Verstimmungen als Folge der Angststörung werden durch die regelmäßige Einnahme eines SSRI – am häufigsten wird in der Fachliteratur der Wirkstoff Sertralin genannt – ruhiger und handlungsfähiger und haben weniger intensive Befürchtungen und Angstanfälle. Antidepressiva machen nicht körperlich süchtig, nur psychologisch abhängig.

Weil es zu Beginn einer Antidepressivabehandlung bei manchen Patienten zu paradoxen Reaktionen (vermehrten Angstanfällen) und anderen Nebenwirkungen kommen kann, wird das Medikament langsam eingeschlichen. Eine lindernde und aufhellende Wirkung tritt aber erst nach 2–3-wöchiger regelmäßiger Einnahme ein. Die allgemeine Verträglichkeit und Angst abschwächende Wirkung von SSRI ist besser als die der trizyklischen Antidepressiva, denn diese rufen vermehrt unerwünschte Nebenwirkungen hervor (Übelkeit, Kopfschmerzen, Schwindel usw.). Die Nebenwirkungen von SSRI/SSNRI klingen nach einer Weile meist wieder ab oder werden zumindest spürbar schwächer.

Antidepressiva dämpfen die innere Unruhe und haben auch eine stimmungsaufhellende Wirkung. Sie sollten unbedingt – wegen Kontraindikationen – von einem Facharzt für Psychiatrie verschrieben und beim Einschleichen (ebenso wie beim späteren Ausblenden) von ihm überwacht werden. Bei regelmäßiger Einnahme müssen in 2- bis 3-monatigen Abständen die Blutwerte überprüft werden. Das kann der Hausarzt vornehmen. Spätestens dann, wenn der Patient sehr viel weniger vermeidet, kann das Antidepressivum wieder stufenweise ausgeblendet werden – am besten wird jeweils in 14-tägigem Abstand ein Viertel der Gesamtdosis weniger eingenommen, dann dürften die Betroffenen kaum etwas dabei spüren.

Antidepressiva der Gruppe *MAO-Hemmer* (Monoaminoxidasehemmer) sind nicht zu empfehlen, da sie weniger wirksam sind und obendrein erhebliche Nebenwirkungen haben.

Beruhigungsmittel Benzodiazepine oder Tranquilizer sind im Allgemeinen gut verträglich und haben auch eine rasche und besonders beruhigende Wirkung. Sie können – anders als Antidepressiva – auch punktuell gegen Panik eingesetzt werden. ABER sie haben eine starke Suchtgefahr, sodass vor einer regelmäßigen Einnahme dringend gewarnt wird. Bei einer kleinen Zahl von Personen werden paradoxe Wirkungen, vor allem vermehrte ängstliche Erregung, beobachtet. Nicht selten klagen Panikpatienten über „emotionale Gleichgültigkeit" nach der Einnahme von Beruhigungsmitteln. Bei Dauereinnahme steigt die Toleranz für das Mittel, sodass die Dosis langsam erhöht werden muss, um eine gleichbleibende Wirkung zu erzielen. Einige Patienten werden bereits nach wenigen Wochen körperlich abhängig. Entzugserscheinungen, die zwischen 2–10 Tagen dauern, können subjektiv verheerend und extrem belastend sein.

Nach meinem Dafürhalten sollten Beruhigungsmittel nur ausnahmsweise für die Bewältigung eines extrem gefürchteten Ereignisses eingesetzt werden, z. B. wenn der Patient in der Angstsituation vorher nicht üben kann. Ein Beispiel ist das Fliegen. Die Einnahme eines Beruhigungsmittels direkt vor dem Flug macht es manchem Flugphobiker überhaupt erst möglich, das Flugzeug zu besteigen. Auf dem Rückflug sollte auf das dämpfende Präparat möglichst verzichtet und auf die eigene Angstbewältigung vertraut werden. Das schafft die überwiegende Mehrzahl der Betroffenen.

Neuroleptika sind besonders geeignet für die Behandlung von schizophrenen Psychosen. Sie helfen bei Antriebs- und Denkstörungen, Kontaktunfähigkeit und Abstumpfung, Halluzinationen und Wahnideen. Bei Panikstörung mit oder ohne Agoraphobie kommen diese Symptome nicht vor: Psychiater/Neurologen behandeln Ängste deshalb auch *nicht* mit Neuroleptika. Einige Hausärzte und Internisten verabreichen dennoch manchmal Neuroleptika bei Panikerleben.

Betablocker senken den Blutdruck. Sie werden von Angstpatienten gelegentlich eingenommen, obwohl sie laut Studien aus der Angstforschung das Panikerleben nicht nennenswert lindern. Betablocker schwächen lediglich den physiologischen Teil der Angstreaktion ein wenig, weshalb Schauspieler mit Lampenfieber vor ihrem Auftritt öfters danach greifen. Als Nebenwirkungen werden u. a. Durchblutungsstörungen und Antriebsarmut, nicht selten auch depressive Verstimmungen genannt. Körperliche Abhängigkeiten sind zwar nicht bekannt; trotzdem dürfen Betablocker nicht plötzlich abgesetzt werden, da kurzfristig eine Rückschlagwirkung mit Angstzuständen, Zittern und Schmerzen in der Brust auftreten kann.

Antihistaminika sind antiallergische Mittel, die bis zu 24 h milde dämpfend und beruhigend wirken. An Nebenwirkungen treten Müdigkeit, Einschränkung des Reaktionsvermögens und Mundtrockenheit auf. Indem der periphere Gefäßwiderstand abnimmt, sinkt der Blutdruck leicht.

Antidepressiva haben auch eine *Antihistaminwirkung. Allergiker werden das spüren.*

Betablocker und Antihistaminika sollten Sie nicht ohne Rücksprache mit dem (Fach-)Arzt bei panischer und phobischer Angst einsetzen. Desgleichen sollten Psychopharmaka grundsätzlich nicht ohne fachärztliche Anordnung und niemals ungetestet im Ernstfall eingenommen werden, denn paradoxe Reaktionen (extreme Unruhe, Benommenheit) oder Unverträglichkeitsreaktionen treten vereinzelt auf. Psychopharmaka steigern zudem die Wirkung von Alkohol und anderen Drogen in manchmal gefährlicher Weise.

Bei besonders ausgeprägten, heftigen Angststörungen führt die Kombination von kognitiver Verhaltenstherapie und Medikation (SSRI, besonders Sertralin) Studien zufolge noch am ehesten zu Therapieerfolgen. SSRI verbessern auch Ein- und Durchschlafstörungen.

4.4 Zusammenhang zwischen allergisch bedingter Kreislaufreaktion und Panikbereitschaft

Viele Angstpatienten haben Allergien

Allergien sind die Zivilisationskrankheit Nummer eins. Überzufällig häufig werden sie in eher leichter Ausprägung bei Personen mit panischen und phobischen Ängsten angetroffen. Da sie körperliche Beschwerden überempfindlich wahrnehmen, registrieren sie allergische Symptome auch eher als nicht ängstliche Personen.

Allergien rufen nicht direkt Panik hervor. Sie sind *weder Ursache noch spezifischer Auslöser von Panik*. Während einer dramatisch ablaufenden allergisch bedingten Kreislaufreaktion (anaphylaktischer Schock) erlebt ein Betroffener allerdings für Sekunden oder länger Panik und Todesangst. Hat diese Person ein ängstlich-scheues Temperament (▶ Abschn. 2.3.1), läuft sie eher Gefahr, bei einer anaphylaktischen Reaktion durch das Erleben von Todesangst „traumatisiert" zu werden und in der Folge eine Panikstörung zu entwickeln. Das Panikerleben könnte von nun an immer wieder durch allergisch bedingte Unverträglichkeitsreaktionen unterschiedlicher Intensität (aber auch durch andere Bedingungen) ausgelöst, verstärkt und aufrechterhalten werden.

Allergien haben viele Gesichter

Allergien sind teils angeborene, teils erworbene Abwehrreaktionen des Immunsystems, die irgendwann im Leben ausbrechen. Oft beginnen sie im Kleinkindalter, noch häufiger jedoch im Alter von 20–40 Jahren. Allergische Reaktionen können wieder zum Stillstand kommen oder ein ganz neues Bild von körperlichen Beschwerden hervorrufen: Heuschnupfen oder Bronchialasthma könnten z. B. eine Einstiegssymptomatik sein, die dann von rheumatischer Arthritis in Gelenken, Migräne, Magengeschwüren oder Hautekzemen abgelöst wird. Für gewöhnlich glauben Patienten und sogar manche Ärzte dann, es sei ein neues Krankheitsbild entstanden. Die immunologische atopische Grundkrankheit ist jedoch dieselbe.

Es gibt zahllose Allergene, die Sofort- oder Spätreaktionen auslösen. Fachleute schätzen ihre Zahl auf über 18 Mrd.! Wie will man bei der Menge einzelne krankmachende Fremdstoffe ausfindig machen? Stoßen Allergene auf den Organismus, kommt es zu einer *überschießenden Abwehrreaktion des Immunsystems*. An der allergischen Reaktion sind insbesondere Antikörper beteiligt (Immunglobuline, z. B. IgE), die nach 10–20 min Sofortreaktionen hervorrufen. *Sofortreaktionen* können zu anaphylaktischer Reaktion, Gefäßerweiterung, Juckreiz, juckender Nessel- oder Quaddelbildung, Heuschnupfen, Asthma, Übelkeit, Erbrechen und Durchfällen führen. Es gibt auch Spätreaktionen (durch Vermehrung der weißen Blutkörperchen oder T-Lymphozyten), die nach 24–48 h oder erst nach mehreren Wochen (!) auftreten. Meist sind es Hautekzeme (wie Neurodermitis). Diese allergischen Reaktionen tragen zur Freisetzung von 30–50 körpereigenen Substanzen bei, zu denen auch Stresshormone gehören, die *Unruhezustände* hervorrufen.

Überschießende Abwehr des Immunsystems

Im Zusammenhang mit Panikerleben interessiert vor allem die anaphylaktische Reaktion, die 5–20 min nach Allergenkontakt auftritt. Sie ist eine Sofortreaktion mit extremer *Gefäßerweiterung* (Kollapsgefahr) und Blutdruckabfall, woraufhin das Herz zu galoppieren beginnt.

Anaphylaktische Reaktion Gefäßerweiterung

Die Symptome dieser Kreislaufreaktion ähneln den körperlichen Symptomen der Angst. Nur *extreme* Überempfindlichkeitsreaktionen, z. B. auf Bienen- und Wespengift oder auf Medikamentenzusätze, führen in *sehr seltenen* Fällen zum Tod. In einer großen amerikanischen Studie wurde nur ein Todesfall durch Kreislaufschock unter ca. 15.000 allergisch erkrankten Patienten registriert.

Dramatische Kreislaufreaktion

Allergien haben in den letzten Jahren zugenommen. Als Ursachen werden genetische Faktoren und Umweltbedingungen wie klimatisierte Räume, Schadstoffe in der Luft, Unterforderung des Immunsystems (wegen wirkungsvoller sozio-hygienischer Maßnahmen) und auch Stress diskutiert.

Psychoimmunologische Zusammenhänge sind bei Allergien bekannt. Allergologen untersuchen, ob Patienten auf Placebos reagieren. Z. B. kann das Betrachten eines Fotos von einem Tier, auf das allergisch reagiert wird, bei einem Teil der Tierepithel-Allergiker bereits einen Asthmaanfall auslösen. *Allergische Reaktionen sind also auch kognitiv-emotional beeinflussbar.*

Manche allergische Reaktionen sind psychisch beeinflussbar

Bei einer Reihe von Panikpatienten wurde der erste Panikanfall durch eine anaphylaktische Reaktion ausgelöst. (Viele wissen jedoch gar nicht, dass sie Allergiker sind.) Vielleicht reagierte ein Atopiker (jemand mit angeborener Bereitschaft, allergisch zu reagieren) mit einer dramatischen Kreislaufreaktion auf Speisezusätze im Lokal,

4

Panik schützt vor Ohnmacht

Hausstaubmilben in der Bettdecke, Medikamentenzusätze, Drogen, Schimmelpilzsporen in der Klimaanlage, Pollen beim Spaziergang oder auf die Speichelpartikel der Katze einer Freundin. Das Panikgefühl wird im Gefolge des traumatisierenden Kreislaufanfalls vermutlich mit der Gefäßerweiterung oder der Situation (z. B. Lokal), in der sie stattfand, verknüpft (klassisches Konditionieren). Fortan können Gefäßerweiterung, das Lokal bzw. ähnliche Situationen mit Menschenansammlungen oder allein schon der Gedanke daran panische Angst auslösen. Durch Vermeiden dieser Situationen kommt es zu Agoraphobie.

Panische Angst hat aber auch einen *großen Vorteil:* Bei starker Kreislaufschwäche kommt es zu Gefäßerweiterung *und* Panikerleben. Die Angst ist eine Sympathikusreaktion und führt zu Gefäßverengung, sodass die Person *nicht ohnmächtig* werden kann.

Falls Sie, wenn auch nur leicht, allergisch reagieren, helfen Ihnen diese Informationen vielleicht bei der Klärung der verursachenden, auslösenden und aufrechterhaltenden Bedingungen Ihrer Panikstörung. Der Verfasserin des folgenden Briefes erging es jedenfalls so:

Fallbeispiel

Sehr geehrte Frau Dr. Schmidt-Traub, in einem Beitrag der Tageszeitung … habe ich über Ihre Studie zu Panikattacken gelesen.
Es freut mich, dass nach Jahren der Forschung auf diesem Gebiet endlich auch eine Verbindung zu Allergien hergestellt wurde, nachdem ich diese Erfahrung an meinem eigenen Körper machen konnte …
Vor ca. 7 Jahren, im Alter von 23, begannen bei mir Panikattacken. Ich hatte damals verdorbene Milch getrunken. Ich bekam daraufhin Durchfall und eine „Panikattacke". In der weiteren Folge stellte sich sehr häufig ein Unwohlsein ein, das sich in Durchfall, Blähungen, Herzrasen, Atemnot und anderen „Paniksymptomen" äußerte. Diese Anfälle kamen immer häufiger mit einigen oder allen diesen Symptomen.
Nach gut einem Jahr war mein Aktionsradius so eingeschränkt, dass ich beschloss, eine Therapie zu machen und eine Selbsthilfegruppe zu gründen. Beides half mir sehr, mein Selbstwertgefühl begann zu steigen, aber die Panikattacken verschwanden nicht, obwohl ich mit ihnen umzugehen lernte.
Vor 3 Jahren lernte ich meinen jetzigen Lebensgefährten kennen, der an Neurodermitis leidet. Durch ihn wurde ich auf den Einfluss der Ernährung aufmerksam und fing an, meinen Körper in dieser Hinsicht zu beobachten. Ich fand heraus, dass ein Unwohlsein in meinem „Bauch" sich stark auswirkte auf mein Vermeidungsverhalten. Das heißt in einfachen Worten: „Je besser es meinem Bauch ging, desto besser ging es mir mit meinen Panikattacken".▸

Ich konsultierte daraufhin einen Arzt, der feststellte, dass ich u. a. gegen Kuhmilch, Gerste und Honig allergisch bin. Erst nachdem ich einige Zeit diese Lebensmittel vermied (und eine Kur für meinen geschädigten Darm machte), wurde mir bewusst, wie sehr sich diese kleinen Änderungen auf mein Wohlbefinden auswirkten. Ich bin nun seit 2 Jahren völlig frei von Panikattacken. Wenn ich jedoch etwas zu mir nehme, wogegen ich allergisch bin (auch wenn ich es nicht weiß), bekomme ich noch immer dieselben Symptome wie früher. Sie erschrecken mich jedoch nicht mehr, weil ich weiß, woher sie kommen. Nun verspüre ich diese Symptome nicht mehr als etwas Schreckliches, das mich überfällt, sondern ich kann sie zuordnen und dadurch verloren sie ihren unheimlichen, überfallartigen Charakter.

So habe ich es geschafft, wieder ein annähernd normales Leben zu führen …

Mit freundlichen Grüßen, B. E.

Diese Zeilen sprechen für sich. Falls Sie über Wochen und Monate anhaltende Beschwerden an sich beobachten wie Kopfschmerzen, Brennen und Jucken der Augen, laufende Naser, Niesanfälle, belegte Stimme, häufige Erkältungskrankheiten ohne nennenswertes Fieber, Hautbeschwerden (extrem trockene Haut, juckende Bläschen oder Ekzeme, z. B. an den Ohren von modischem Ohrgehänge), Übelkeit, Erbrechen und Durchfälle usw., dann lassen Sie sich mit Verdacht auf Allergie austesten.

Suchen Sie sich einen sachkundigen Allergologen, der gründlich testet (mit einer fachmännisch zusammengesetzten Testbatterie aus mündlicher Befragung, 4-seitigem Selbstbeurteilungsfragebogen, Prick- und Intrakutantest, Nasenprovokationstest, Bluttest im Labor und Epikutantest). Es gibt nämlich viele falsch-positive und falsch-negative Testergebnisse, wenn nur ein einzelner Test verwendet wird.

Erst wenn die Unverträglichkeit auf ein Allergen in mindestens drei Tests nachgewiesen wurde, dürfen Sie den Befund ernst nehmen. Falls Sie auf Inhalationsallergene (Pollen, Sporen, Milbenkot) allergisch reagieren, kann eine Hyposensibilisierungs- oder Immuntherapie helfen. Die allergische Wirkung lässt sich mit Antihistaminika jeweils vorübergehend abschwächen (▶ Abschn. 4.4). Andere Allergene wie Nahrungsmittel- und Kosmetikzusätze oder Tierepithelien werden einfach gemieden.

4.5 Progressive Muskelentspannung

Falls Sie in letzter Zeit wegen Angst-vor-der-Angst-Gedanken häufiger angespannt sind, sich weniger konzentrieren können und auch noch schlechter schlafen, sollten Sie etwas tun, um ruhiger zu werden. Die progressive (fortschreitende)

4

Muskelentspannung (PME) hilft Ihnen, Ihr Erregungsniveau zu normalisieren. Sie wurde 1908 von dem Arzt Edmund Jacobson aus dem Yoga entwickelt. Er hatte erkannt, dass sich *Muskeln spürbar und wirkungsvoll entspannen, wenn sie zuvor kräftig angespannt wurden.* Sobald Sie konzentriert nacheinander Muskel für Muskel anspannen und wieder entspannen, schalten Sie störende innere und äußere Einflüsse wie sorgenvolle Gedanken oder laute Geräusche aus und verringern damit Ihr inneres Anspannungsniveau. Nach einigem Üben werden Sie durch PME wohlig müde und entspannt. Viele setzen PME deshalb auch als Schlafhilfe ein.

Im Prinzip lässt sich PME leicht erlernen, vorausgesetzt, Sie nehmen sich regelmäßig Zeit zum Üben. Die Muskelübungen werden in bequemer Haltung (im Liegen oder Sitzen) durchgeführt, am besten bei geschlossenen Augen. Spannen Sie die unten aufgelisteten Muskelpartien hintereinander für jeweils 5 bis 8 Sekunden kräftig an, ohne dass es für Sie unangenehm wird oder schmerzt, und lockern sie hernach wieder etwa gleich lang. Nach der Anspannung spüren Sie die Entspannung ganz deutlich. Probieren Sie aus, wie lange Sie Ihre Muskeln gerne angespannt halten möchten und wie lange entspannt (5, 6, 7 oder 8 s).

Finden Sie Ihr *eigenes Tempo* und Ihren *eigenen Rhythmus*. Üben Sie ein- bis zweimal täglich und suchen Sie sich dafür feste Zeiten (Mittagspause, nach der Arbeit, beim Zubettgehen ...), um nicht Gefahr zu laufen, es immer wieder vor sich herzuschieben.

Die Übungen dauern 25–30 min. Bei regelmäßigem Üben benötigen Sie allmählich immer weniger Zeit, um sich zu entspannen. Viele lernen, sich innerhalb von 1–5 min oder in noch kürzerer Zeit zu entspannen. Manche schaffen es am Ende mit einem Satz oder Wort oder mit der bildlichen Vorstellung von Entspannung.

Einmal gelernt, können Sie PME für ganz verschiedene Zwecke einsetzen: Zum Einschlafen, gegen Ärger oder Frust, zur Vorbereitung auf eine Prüfung oder während der Anstiegsphase einer Panikattacke. Wechseln Sie beim Üben öfter die Körperhaltung und üben Sie auch im Sitzen, Liegen, Stehen und sogar im Gehen. Entsprechend flexibel können Sie PME später nutzen.

Übung

Machen Sie es sich bequem, schließen Sie die Augen, atmen Sie ruhig und locker. Beginnen Sie nun. Falls Alltagsgedanken aufkommen, schieben Sie diese beiseite und fahren mit der Selbstanweisung fort. Konzentrieren Sie sich auf den Spannungszustand der einzelnen Muskeln und auf Ihren Atemfluss.
Spannen und entspannen Sie folgende Muskelgruppen der Reihe nach:

1. Rechte Hand zur Faust ballen.
2. Linke Hand zur Faust ballen.
3. Beide Hände zu Fäusten ballen.
4. Beide Oberarmmuskeln anspannen.
5. Schultern kräftig nach vorne rollen.
6. Schultern kräftig nach hinten rollen.
7. Zähne fest zusammenbeißen und dabei Mundwinkel in die Breite ziehen.
8. Augenbrauen hochziehen und innehalten.
9. Tief einatmen und Luft anhalten.
10. Bauchmuskeln anspannen und dann Bauch nach innen ziehen.
11. Gesäßmuskeln anspannen.
12. Beide Fersen in den Boden drücken.
13. Zehen beider Füße in Richtung Nase ziehen und Oberschenkel mit anspannen.
14. Richten Sie am Ende Ihre Aufmerksamkeit nacheinander auf alle Muskelgruppen. Stellen Sie sich dabei vor, wie die Entspannung immer tiefer wird.

Um langsam aus der Entspannung herauszukommen, zählen Sie von 3 rückwärts und sagen sich, „Ich bin hellwach und erfrischt". Gähnen Sie, räkeln Sie sich und stehen Sie langsam auf.

Nach einigem Üben können Sie die entspannende Wirkung der PME intensivieren, indem Sie sich zwischen den Muskelübungen schöne Bilder vorstellen – z. B. wie Sie am Strand liegen und aufs Meer blicken oder auf einer Wiese liegen und die Obstblüten vor blauem Himmel sehen. Sie können auch eine bestimmte Berührung als Signal mit dem Zustand von Entspannung kombinieren, sobald sie PME beherrschen: Umfassen Sie z. B. während der Entspannung immer wieder ein Handgelenk. Nach vielen Wiederholungen kann das Berühren des Handgelenks Sie bereits entspannen.

PME kombiniert mit Imagination

Selbst wenn es Ihnen nicht gelingt, die notwendige Ausdauer zum Erlernen des Entspannungsverfahrens aufzubringen, können Sie immerhin während der Angstanstiegsphase konzentriert und kraftvoll einige Muskeln an- und entspannen. Nehmen wir an, Sie sitzen im Stau fest und bemerken die ersten beunruhigenden physiologischen Beschwerden: Führen Sie einzelne PME-Übungen durch, umspannen Sie z. B. mit Ihren Händen kraftvoll das Steuer und lockern sie wieder den Griff, spannen die Gesäß- und Oberschenkelmuskeln an oder rollen die Schultern vorwärts, anschließend rückwärts. Auf diese Weise richten Sie Ihre Aufmerksamkeit auf die Anleitung und Durchführung der Entspannungsübung, die wohltuend ist, und nicht auf bedrängende Angstgedanken, die Sie weiter in die Angst hineintreiben.

Angstkontrolle mit Entspannungsübungen

PME eignet sich außerdem sehr schön zur Regeneration in der Mittagspause oder zur Erholung nach einem anstrengenden Erlebnis.

4.6 Hinweise für Angehörige von Angstpatienten

Wie Sie wissen, sind die Situationen, vor denen sich Ihr ängstlicher Angehörige (oder ihre Freundin) fürchtet, in Wirklichkeit nicht gefährlich. In ruhigen Momenten weiß er das auch. Dennoch sind Panik- und Angstzustände für ihn qualvoll. Logische Hinweise, so berechtigt sie auch sind, helfen ihm aber nicht. Was können Sie tun?

- **Interesse und Geduld aufbringen**

Bemühen Sie sich, Verständnis für die Angststörung zu zeigen, so gut Sie können. Bringen Sie viel Geduld auf, denn es wird etwa 1–2 Jahre dauern, bis der ängstliche Angehörige die Angst vollkommen unter Kontrolle gebracht hat und seinem Körper und seiner mentalen Verfassung wieder vertraut. Das Vermeiden von Situationen, die ihm Angst machen, wird er jedoch sehr viel schneller abbauen können.

- **Nicht zu viel helfen bei der Angstbewältigung, Selbstständigkeit fördern**

Nehmen Sie Ihrem ängstlichen Angehörigen nach Möglichkeit immer weniger im Alltag ab. Er soll seine Angst wie auch sein Leben eigenständig bewältigen lernen. Dafür muss er allmählich alle gefürchteten Situationen aufsuchen und die Angst darin aushalten lernen (Konfrontation mit der Angst). Erwarten Sie aber nicht zu viel auf einmal. Ermutigen Sie ihn immer wieder, etwas zu riskieren, denn seine Befürchtungen lassen ihn oft zaudern und vor der Konfrontation zurückschrecken. Er hat einen vermeidenden Bewältigungsstil. Schubsen Sie ihn manchmal ein wenig wohlwollend, aber nicht zu sehr. *Beraten* Sie ihn vor allem konstruktiv.

Lassen Sie ihn seine Angstsituationen möglichst *selbstständig* aufsuchen. Am besten geht er in kleinen Schritten vor wie in diesem Buch beschrieben. Falls er Hilfe benötigt, um in Ihrer Begleitung einen größeren Schritt zu riskieren, wird er Sie ansprechen.

Lassen Sie ihn – nach Absprache – Besorgungen zunehmend alleine erledigen und auch alleine zu Hause bleiben, falls er sich davor fürchtet. Begleiten Sie ihn aber ruhig überall hin, wo Sie auch vor Ausbruch der Angststörung zusammen hingegangen sind – auf Feste, in Restaurants, Kinos oder auf Reisen.

■ **Zur Offenheit ermutigen**

Häufig ist es notwendig, dem ängstlichen Angehörigen klar zu machen, wie hilfreich es ist, sich mit seiner Angst Vertrauenspersonen anzuvertrauen, denn dann muss er sich weniger verstellen, fühlt sich freier und kann die Angst auch müheloser kontrollieren, ohne Rücksicht darauf, was andere denken.

■ **In der Angstsituation das tun, was die Situation erfordert, und auch über die Angst sprechen**

Sobald erste Anzeichen von Angst zu spüren sind, wird der Angehörige sich auf das Notwendige und Sinnvolle in der Angstsituation konzentrieren, damit er nicht an seinen negativen Angstgedanken haften bleibt, denn sie schaukeln seine Angst hoch. Indem er seine Aufmerksamkeit auf etwas anderes richtet, kann er die aufkommende Angst leichter unter Kontrolle bringen. Dabei können Sie helfen und ihn z. B. in Gespräche über neutrale Dinge verwickeln.

Scheuen Sie sich nicht, ab und zu direkt zu fragen, ob er Angst hat und wie stark sie ist. Sagen Sie ihm auch bei Gelegenheit, wie gut Sie es finden, dass er sich der Angst stellt und das durchhält.

■ **Durchhaltevermögen stärken**

Falls er es auf einem Fest oder im Kino vor lauter Angst nicht mehr aushalten kann, sollten Sie ihn an die frische Luft oder auf die Toilette begleiten, bis die Angst nachlässt. Kehren Sie nach Abklingen der Angst wieder zurück in die Angstsituation und bleiben Sie so lange, wie Sie es ursprünglich vereinbart hatten (z. B. bis zum Ende des Films). Achten Sie darauf, dass Sie vor jedem Ausgehen absprechen, was Sie genau tun wollen. Jedenfalls ist es außerordentlich wichtig, dass die Angstkonfrontation nicht aufgrund von heftiger Angst abgebrochen wird und der Angehörige flüchtet. Keine Sorge, bei einem Panikanfall kann ihm nichts passieren, denn Gefahr existiert nur in seinem Kopf.

■ **Positives Feedback**

Freuen Sie sich gemeinsam über Fortschritte, geben Sie positive Rückkopplung, wo angebracht, und bauen Sie ihn wieder auf nach einem Misserfolg. Berücksichtigen Sie zudem, dass Ihr ängstlicher Angehöriger nach einem Panikanfall, ebenso wie nach dem Durchstehen einer Angstsituation erschöpft ist. Für ihn sind Konfrontationsübungen richtige Kraftakte. Manche schlafen danach spontan ein.

■ **Mutlosigkeit nicht verstärken**

Versuchen Sie, klagende, selbstkritische und mutlose Äußerungen ihres ängstlichen Angehörigen wohlwollend zu übergehen. Stimmen Sie nicht in sein Klagelied mit ein, denn sonst tragen Sie dazu bei, die Angst zu verstärken, und das demoralisiert beide. Bauen Sie ihn für weitere Konfrontationsversuche auf, sobald er sich wieder beruhigt hat.

▪ Größe der Schritte nicht vorgeben

Lassen Sie Ihren Angehörigen bei den Angstkonfrontationsübungen die Entfernung von zu Hause und die Dauer der Übung – entsprechend seiner momentanen Verfassung – selbst bestimmen. Da er gute und schlechte Tage hat, weiß er, was für ihn heute am besten ist. Erwarten Sie nicht immer dieselbe Steigerung seiner Bemühungen.

Falls Sie aber feststellen, dass er nichts mehr riskiert und endlose Erklärungen und Rechtfertigungen vorbringt, dann machen Sie ihn darauf aufmerksam, dass er mauert und auf der Stelle tritt. Höchstwahrscheinlich bremst ihn die Angst aus. Vergessen Sie nicht: Nur *in angstfreien Momenten weiß* er, dass es keine wirkliche Gefahr gibt. *Bei Angst glaubt* er hingegen (besonders zu Beginn der Konfrontation), er wäre gefährdet und es käme womöglich doch zu der befürchteten Katastrophe.

▪ Spontane Aktionen vorschlagen

Ihrem ängstlichen Angehörigen hilft es in den ersten Wochen der Angstbewältigung vermutlich, wenn Sie *spontan* Unternehmungen vorschlagen. Damit ersparen Sie ihm tagelange Erwartungsangst. Alle Angstpatienten entwickeln starke Angst vor geplanten Aktivitäten in ihren gefürchteten Szenarien. Sie machen sich sofort Sorgen, sobald sie sich etwas vornehmen, wovor sie Angst haben – ins Theater zu gehen oder in eine entfernte Stadt zu fahren – und steigern sich öfter in panische Angst hinein. Am Ende schaffen sie es manchmal nicht. Ihr Vermeiden hindert sie bedauerlicherweise daran, die Erfahrung zu machen, dass dort nichts Schlimmes passiert. In der Regel ist die *Erwartungsangst schlimmer als die Angst in der wirklichen Situation.*

▪ Zu selbstständigem Autofahren ermutigen

Falls Sie mit dem Auto unterwegs sind, lassen Sie die fahrängstliche Angehörige ans Steuer, vielleicht zunächst auf einem Parkplatz, dann im Stadtverkehr und mit der Zeit auch auf der Autobahn. Beruhigen Sie sie oder ihn mit dem Hinweis, man könne jederzeit das Warnlicht einschalten und auf den Seitenstreifen der Autobahn rollen, um dort zu warten, bis die panische Angst sich wieder gelegt hat. Schließlich kann es jedem einmal schlecht werden beim Autofahren und man muss sich erlauben dürfen, sich in Sicherheit zu bringen.

Häufig fahren agoraphobische Frauen nicht mehr Auto, obwohl sie, technisch gesehen, meistens geschickte und sichere Autofahrerinnen sind. Als Angehöriger können Sie ihr Mut machen und sie locken. Argumentieren Sie damit, wie sehr man sich am Steuer auf den Verkehr konzentrieren muss. Die erhöhte Aufmerksamkeit beim Fahren lässt weniger Angst aufkommen. Tatsächlich machen viele fahrängstliche Personen die Entdeckung, dass die Rolle des Fahrers weniger Angst macht als die des Beifahrers. (Eventuell muss sie anschließend noch üben, eine ruhige Beifahrerin zu werden.)

Keine Sorge, auch wenn die ängstliche Person am Steuer intensive Panik der Stufe 10 bekommt, kann sie noch fahren, denn die Aufgabe von Angst ist, Höchstleistung zu erbringen. Es kann aber sein, dass sie bei Angst partout nicht weiter fahren will, weil sie es sich nicht zutraut. Fahren Sie dann an den Rand und warten Sie so lange, bis die Angst nachlässt. Sorgen Sie für frische Luft und legen Sie Musik auf, sofern es ihr recht ist. Danach soll sie, sobald sie bereit ist, den Wagen weiter steuern.

■ **Notfalls in die Angstsituation begleiten, wenn es nicht anders geht**

Begleiten Sie Ihren ängstlichen Angehörigen, wenn er Sie ganz ernsthaft darum bittet, in eine Angstsituation, in die er sich alleine nicht traut. Achten Sie jedoch darauf, dass Sie sich später wieder ausblenden, damit er sich nicht an Ihre Begleitung gewöhnt und sich an Sie klammert. Sein Angstabbau würde sonst nicht wesentlich vorankommen.

Beispiel: Bleiben wir bei der Angstsituation „Autofahren". Stellen Sie sich vor, Sie bringen Ihrer Partnerin bei, wieder alleine Auto zu fahren. Sprechen Sie gemeinsam ab, wie vorzugehen ist: Vereinbaren Sie die Länge der Fahrstrecke, z. B. 1–2 km fürs Erste, möglichst zu einem sinnvollen Ziel (Einkaufen, Schwiegereltern). Bei der zweiten Übung nehmen Sie sich gleich das nächste Ziel vor, etwa 2–5 km auf vertrauter Strecke fahren. Beziehen Sie danach die Autobahn mit ein. Fahren Sie über eine Auffahrt auf die Autobahn auf und an der nächsten Abfahrt wieder herunter. Bauen Sie das entsprechend weiter aus, bis Sie schließlich in Nachbarstädte oder zum Flughafen gelangen. Fahren Sie dann in einem geliehenen Zweitauto vor oder hinter Ihrer Partnerin her, je nachdem, wie sie es möchte. Ist dies gelungen, bleiben Sie im Zweitauto außer Sichtweite und halten sich schließlich auf Abruf (per Handy) zu Hause bereit, bis sie ihre Fahrten alleine schafft. Die Schritte werden – nach Wunsch Ihrer Partnerin – rasch oder langsam vergrößert. Je häufiger Sie üben (ideal wären tägliche Autofahrten), desto schneller wird sie eigenständig beim

Autofahren. Manche lernen schnell, andere trauen sich weniger auf einmal zu und brauchen länger. Von entscheidender Bedeutung beim Üben ist

- die Steigerung der Anforderungen entsprechend der Tagesverfassung der ängstlichen Person,
- Ihre Anregung zu spontanen Konfrontationsübungen und
- Ihr gradueller Rückzug als „Hilfstherapeut" entsprechend der Fortschritte – immer nach Absprache –, die Ihr Angehöriger erzielt.

Halten Sie sich bitte unbedingt an die getroffenen Vereinbarungen, denn die ängstliche Person verlässt sich vollkommen darauf. Verzögerungen und Pannen sind nicht auszuschließen. Im Notfall kommunizieren Sie per Handy. Helfen Sie nicht mehr als notwendig. Verstehen Sie sich in erster Linie als Katalysator, der den Angstabbau Ihres Angehörigen in Gang setzt.

■ Stressbewältigung unterstützen

Überlegen Sie gemeinsam, welche Alltagsbelastungen besonders stressig sind und wie man jede meistern oder abschwächen könnte. Haben Sie Verständnis dafür, dass Ihr ängstlicher Angehöriger selbständiger und unternehmungslustiger werden muss, selbst wenn Sie gelegentlich etwas benachteiligt werden, da sich alles (vorübergehend) um seine Angst- und Stressbewältigung dreht. Er muss nicht nur lernen, sich gegen Überlastung zu schützen, sondern auch wieder vielseitiger und intensiver aktiv zu werden. Seine Zuneigung zu Ihnen wird bleiben, auch seine gewohnte umgängliche Art. In Zukunft wird der Angehörige durch den besseren Umgang mit seinen Belastungen selbstwirksamer, lebenstüchtiger und zufriedener. Das dürfte auch für Sie positive Auswirkungen haben.

■ Gesundheitsverhalten gemeinsam praktizieren

Schließlich können Sie eine große Hilfe sein bei der Umsetzung von Gesundheitsverhalten. Falls Sie der Partner sind, betrifft es ja ohnehin Ihren gemeinsamen Alltag. Stellen Sie Ihre Ernährung um, unterstützen Sie regelmäßige sportliche Betätigung und Entspannungsübungen. Lassen Sie sich angenehme, schöne Unternehmungen einfallen, die Ihnen beiden Spaß machen. Verzichten Sie auf exzessiven Alkohol- oder Kaffeekonsum. Langfristig hören Sie mit dem Rauchen auf – das wäre der Kondition und Gesundheit sehr zuträglich.

Wenn Sie diese Hinweise ernsthaft beherzigen, profitieren am Ende auch Sie von der Angstbewältigung Ihres Angehörigen.

4.7 Angst-Selbsthilfeorganisationen

- ▭ DASH – Deutsche-Angst-Störungen-Hilfe und -Selbsthilfe, Projekt der Angst-Hilfe e. V., Bayerstr. 77a, 80335 München, Tel. 089/51 55 53 – 15
- ▭ Die Brücke, Ludwigsburger Angst Selbsthilfe e. V., Gemmingenstraße 32, 71691 Freiberg, Tel. 07141/73665, Fax 07141/73665
- ▭ NAKOS – Nationale Kontakt- und Informationsstelle zur Anregung und Unterstützung der Selbsthilfe, Otto-Suhr-Allee 115, 10585 Berlin, Tel. 030/31018960
- ▭ SEKIS – Selbsthilfe Kontakt- und Informationsstelle, Bismarckstr. 101, 10625 Berlin, Tel. 030/8926602

Sie finden zahlreiche lokale Angst-Selbsthilfegruppen im Internet unter dem Stichwort: Selbsthilfegruppen Angst.

Serviceteil

Literatur für Personen mit Panik und Agoraphobie und ihre Angehörigen

Ambühl H (2011) Wege aus dem Zwang. Wie Sie Zwangsrituale verstehen und überwinden. Walter, Düsseldorf

Bleichhardt G, Martin A (2017) Krankheitsängste erkennen und bewältigen. Hogrefe, Göttingen

Bonner K (2012) Nie mehr Flugangst – ein Selbsthilfeprogramm in 6 Schritten. Patmos, Düsseldorf

DAZ – Deutsche Angst-Zeitschrift. Herausgeber: Gerhard Schick (Redaktionsanschrift: Bayerstr. 77a Rgb., 80335 München)

Ehring T, Ehlers A (2019) Ratgeber Trauma und Posttraumatische Belastungsstörung. Hogrefe, Göttingen. Hafner B, Kronenberger U (2015) Entspannt Prüfungen bestehen. Hogrefe, Göttingen

Hoffmann N, Hofmann B (2017) Wenn Zwänge das Leben einengen: Der Klassiker für Betroffene, 15. Aufl. Springer, Berlin

Hoyer J, Härtling S (2017) Soziale Angst verstehen und verändern. Springer, Heidelberg

Huber M (2010) Der innere Garten. Ein achtsamer Weg zur persönlichen Veränderung, 4. Aufl. Junfermann, Paderborn (zur Selbstbehandlung einer posttraumatischen Belastungsstörung)

Markway BG, Markway GP (2015) Frei von Angst und Schüchternheit: Soziale Ängste besiegen – ein Selbsthilfeprogramm, 9. Aufl. Beltz, Weinheim

Schienle A, Leutgeb V (2014) Angst vor Blut und Spritzen. Hogrefe, Göttingen

Schmidt-Traub S (2017) Generalisierte Angststörung. Ein Ratgeber für übermäßig besorgte und ängstliche Menschen, 2. Aufl. Hogrefe, Göttingen

Schmidt-Traub S (2019) Selektiver Mutismus. Hogrefe, Göttingen

Schuster M (2014) Optimal vorbereitet in die Prüfung. Erfolgreiches Lernen, richtiges Prüfungsverhalten, Angstbewältigung. Hogrefe, Göttingen

Stichwortverzeichnis

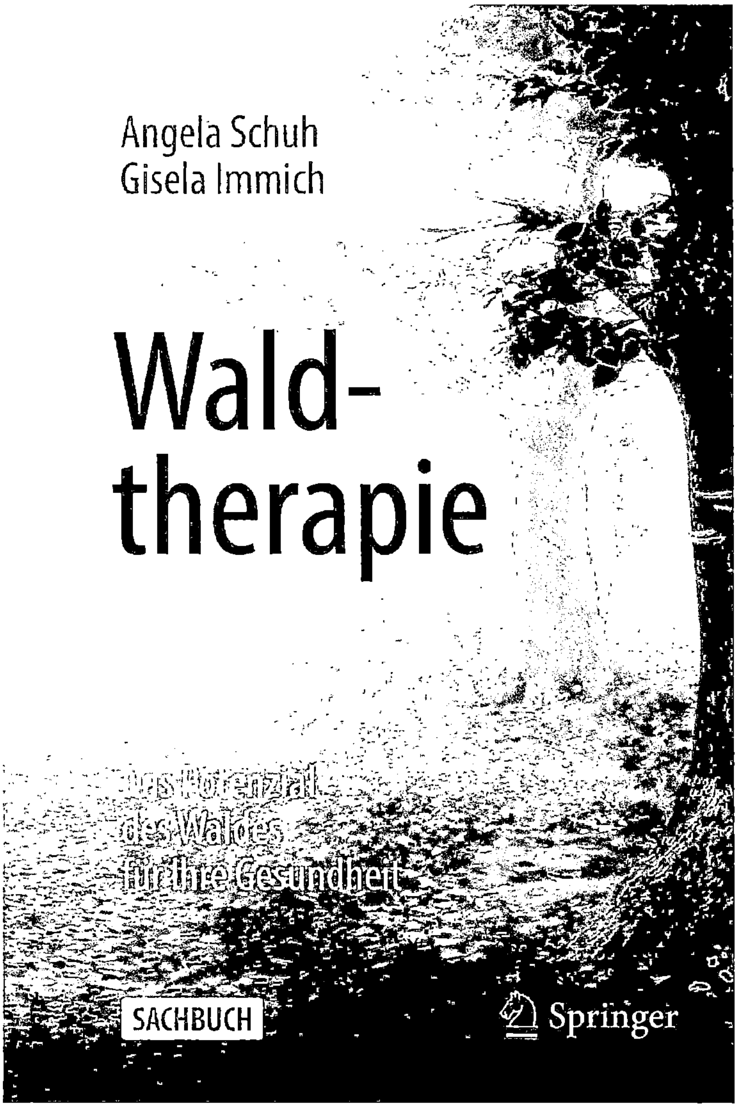